MEDICINA e
ESPIRITUALIDADE
BASEADA EM EVIDÊNCIAS

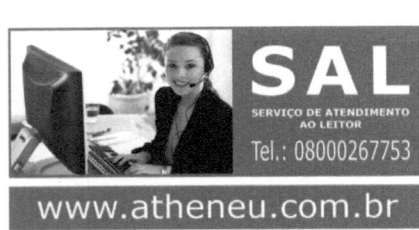

MEDICINA e ESPIRITUALIDADE
BASEADA EM EVIDÊNCIAS

André Luis Ferreira Santos
Alexandre Serafim
Cesar Augusto Cardoso

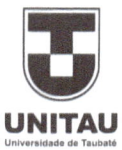 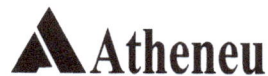 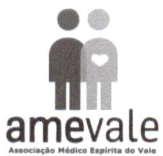

EDITORA ATHENEU

São Paulo	—	*Rua Maria Paula, 123 - 18º andar* *Tel.: (11)2858-8750* *E-mail: atheneu@atheneu.com.br*
Rio de Janeiro	—	*Rua Bambina, 74* *Tel.: (21)3094-1295* *E-mail: atheneu@atheneu.com.br*

CAPA: Equipe Atheneu
PRODUÇÃO EDITORIAL: Texto e Arte Serviços Editoriais

CIP-BRASIL. CATALOGAÇÃO NA PUBLICAÇÃO
SINDICATO NACIONAL DOS EDITORES DE LIVROS, RJ

S233m

    Santos, André Luis Ferreira
      Medicina e espiritualidade baseada em evidências / André Luis Ferreira Santos, Alexandre Serafim, Cesar Augusto Cardoso. - 1. ed. - Rio de Janeiro : Atheneu, 2021.
      198 p. ; 23 cm.

      Inclui bibliografia e índice
      ISBN 9786555862898

      1. Medicina e psicologia. 2. Medicina - Aspectos religiosos. 3. Cura pela fé. 4. Religião e Ciência. I. Serafim, Alexandre. II. Cardoso, Cesar Augusto. III. Título.

21-71630   CDD: 615.852
                         CDU: 615.851:2

Leandra Felix da Cruz Candido - Bibliotecária - CRB-7/6135

22/06/2021   22/06/2021

SANTOS, A.L.F.; SERAFIM, A.; CARDOSO, C.A.
Medicina e Espiritualidade Baseada em Evidências

© EDITORA ATHENEU – Rio de Janeiro, São Paulo, 2021.

Editores

André Luis Ferreira Santos

Mestre e Doutor em Ginecologia pela Universidade Estadual de Campinas (Unicamp). Professor Responsável pela Disciplina de Ginecologia e Professor da Disciplina de Medicina e Espiritualidade da Universidade de Taubaté (Unitau). Médico Ginecologista Responsável pelo Atendimento no Centro de Referência em IST/AIDS do Município de Taubaté e Região-SP. Membro do Grupo de Pesquisa CNPq – Núcleo de Ensino e Pesquisa de Medicina e Espiritualidade (Nepes) da Unitau. Membro da Diretoria da Associação Médico-Espírita (AME) do Vale do Paraíba-SP. Membro da Diretoria da Associação Brasileira de Patologia do Trato Genital Inferior e Colposcopia, Capítulo São Paulo (ABPTGIC). Membro da Comissão Nacional Especializada de Vacinas (CNE Vacinas) da Federação Brasileira das Associações de Ginecologia e Obstetrícia (Febrasgo).

Alexandre Serafim

Médico Neuropediatra. Mestre em Neurologia e Neurociências pela Escola Paulista de Medicina da Universidade Federal de São Paulo (EPM/Unifesp). Professor-Assistente da Disciplina de Pediatria e Coordenador da Disciplina de Medicina e Espiritualidade da Universidade de Taubaté (Unitau). Presidente da Associação Médico-Espírita (AME) do Vale do Paraíba-SP. Membro do Grupo de Pesquisa CNPq – Núcleo de Ensino e Pesquisa de Medicina e Espiritualidade (Nepes) da Unitau.

Cesar Augusto Cardoso

Cirurgião de Cabeça e Pescoço. Doutor pela Universidade de São Paulo (USP). Professor Responsável pela Disciplina de Trauma e Professor das Disciplinas de Medicina e Espiritualidade, Cirurgia Geral e Oncologia da Universidade de Taubaté (Unitau). Membro da Diretoria da Associação Médico-Espírita (AME) do Vale do Paraíba-SP. Coordenador do Grupo de Pesquisa CNPq – Núcleo de Ensino e Pesquisa de Medicina e Espiritualidade (Nepes) da Unitau.

*Os colaboradores desta obra cederam seus direitos para a Organização Humanitária **Fraternidade Sem Fronteiras**, que atua em alguns dos lugares mais pobres do planeta, com esperança e profundo desejo de ajudar a acabar com a fome e a construir um mundo de paz.*

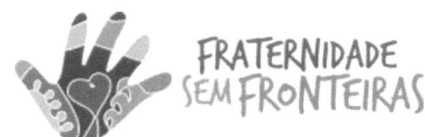

Colaboradores

Alejandro Victor Daniel Vera
Graduado em Medicina pela Universidade Federal de São Paulo (Unifesp). Residência Médica em Psiquiatria pela Unifesp. Pós-Graduando (*Lato Sensu*), Especialização em Análise Existencial e Logoterapia pela Associação Brasileira de Logoterapia e Análise Existencial Frankliana. Experiência em Saúde Pública na Atenção Primária em Apoio ao Programa Estratégia Saúde da Família e Centro de Atenção Psicossocial Adulto e de Álcool e Drogas. Presidente da Associação Médico-Espírita (AME) de Osasco-SP. Coordenador do Departamento de Saúde Mental da AME-Brasil.

Alessandra Lamas Granero Lucchetti
Graduada em Medicina pela Faculdade de Ciências Médicas da Santa Casa de São Paulo (FCMSCSP). Especialista em Geriatria e Gerontologia pelo Centro Integrado da Apoio Pedagógico e Educacional (CIAPE) – Faculdade de Ciências Médicas de Minas Gerais (FCM-MG). MBA Executivo em Saúde pela Fundação Getulio Vargas (FGV-SP). Mestrado em Psiquiatria pela Universidade de São Paulo (USP) e Doutorado em Saúde pela Universidade Federal de Juiz de Fora (UFJF). Docente do Departamento de Clínica Médica da Faculdade de Medicina da UFJF. Professora da Pós-Graduação (*Stricto Sensu*) em Saúde e Saúde Coletiva da UFJF. Possui Experiência nas Áreas de Geriatria e Gerontologia, Clínica Geral e Administração/Gestão em Saúde. Possui as seguintes linhas de pesquisas: Uso Inapropriado de Medicamentos nos Idosos, Saúde e Espiritualidade, Espiritualidade no Cuidado com o Paciente, Gestão em Saúde e Saúde Coletiva.

Alexander Moreira Almeida
Professor-Associado de Psiquiatria e Diretor do Núcleo de Pesquisa em Espiritualidade e Saúde (Nupes) da Faculdade de Medicina da Universidade Federal de Juiz de Fora (FM-UFJF). Coordenador das Seções de Espiritualidade da Associação Psiquiátrica da América-Latina (APAL) e Associação Brasileira de Psiquiatria (ABP). Ex-Coordenador da Seção de Espiritualidade da Associação Mundial de Psiquiatria (AMP), 2014 a 2020.

André Luiz Oliveira Ramos

Bacharel em Física. Mestre em Ciências. Desenvolve Pesquisa sobre Física e Espiritualidade. Professor, realiza treinamentos e *workshops* sobre Inteligência Emocional, Liderança, Felicidade Humana e Corporativa. Consultor de Gestão Humanizada e Implantação de Espiritualidade nas Empresas. Diretor-Fundador da Organização Não Governamental Paz e Amor em Ação.

Andréia Zeppelin

Fonoaudióloga pelas Faculdades Integradas Teresa D´Ávila (Fatea). Pós-Graduação com Especialização em Neurologia Infantil e Ênfase em Terapias de Reabilitação pela Universidade de Taubaté (Unitau). Terapeuta Complementar e Integrativa: Acupuntura, Quiropraxia, Terapeuta Floral, Pranic Heling; Instrutora de *Mindfulness* – Protocolo "*Mindfulness-Based Health Promotion*" (MBHP) pela Universidade Federal de São Paulo (Unifesp). Instrutora em *Mindful Eating* com Formação Internacional, Protocolo: "*Eat for life*" com Lynn Rossy. Instrutora em Desenvolvimento – Protocolo "*Mindfulness-based Relapse Prevention*" (MBRP) Complementar de Tratamento em Saúde Mental, que integra princípios da Terapia Cognitivo-Comportamental e Prevenção de Reatividades em *Mindfulness* pela Unifesp. Educadora Sistêmica pelo Instituto de Desenvolvimento Sistêmico para a Vida (IDESV). Instrutora Responsável por Implementar o Conceito *Mindfulness* no Colégio Emílio Ribas – Anglo com início em 2017-2020 em Pindamonhangaba. Integrante do Laboratório Interdisciplinar de Estudos e Pesquisas em Antropologia da Saúde com o Tema de Pesquisa "*Mindfulness* na Dor Crônica, Ansiedade e Depressão em Idosos", na Universidade Federal do Estado do Rio de Janeiro (Unirio). Professora no curso de Extensão "Introdução ao *Mindfulness* – Conexões Transdisciplinares" na Unirio. Colaboradora no Núcleo de Assistência Voluntária Espiritual (Nave), promovendo práticas de *mindfulness* aos pacientes, acompanhantes, familiares e funcionários do Instituto Nacional de Câncer (Inca). Integrante do Grupo de Pesquisa da Liga de Medicina e Espiritualidade da Universidade de Taubaté (Unitau).

Flávio Braun Fiorda

Graduado em Medicina pela Faculdade de Ciências Médicas de Santos (FCMS). Começou os Estudos em Psiquiatria na Clínica Cristália em Itapira-SP. Especialista em Terapia de Vida Passada pela Sociedade Brasileira de Terapia de Vida Passada (SBTVP). Diretor de Cursos de Formação de Terapeutas e Presidente da SBTVP. Coordenador do Curso de Formação de Terapeutas da SBTVP em Santos-SP. Membro da Associação Brasileira de Psiquiatria (ABP). Presidente da Associação Médico-Espírita (AME) de Santos-SP. Coordenador do Departamento de Comunicação da AME-Brasil. Coautor dos livros *Saúde Integral – Uma Interação entre Ciência e Espiritualidade*; *Uma Nova Medicina para um Novo Milênio*; *Temas de Valorização da Vida – a questão do aborto*.

Frederico Leão
Mestre em Psiquiatria pela Universidade de São Paulo (USP). Doutor em Comunicação e Semiótica pela Pontifícia Universidade Católica de São Paulo (PUC-SP). Médico Psiquiatra, Psicoterapeuta e Coordenador do Pro-SER do Instituto de Psiquiatria (IPq) da Faculdade de Medicina da Universidade de São Paulo (FMUSP).

Giancarlo Lucchetti
Graduado em Medicina pela Faculdade de Ciências Médicas da Santa Casa de São Paulo (FCMSCSP). Professor Adjunto do Departamento de Clínica Médica da Faculdade de Medicina da Universidade Federal de Juiz de Fora (FM-UFJF). Professor da Pós--Graduação (*Stricto Sensu*) em Saúde e Saúde Coletiva da UFJF. Bolsista de Produtividade em Pesquisa do CNPq – Nível 2 na área de Medicina. Especialista em Clínica Médica pela Irmandade da Santa Casa de Misericórdia de São Paulo (ISCMSP) e Especialista em Geriatria e Gerontologia pela ISCMSP e Faculdade de Ciências Médicas de Minas Gerais (FCM-MG). Doutor em Neurologia/Neurociências pela Escola Paulista de Medicina da Universidade Federal de São Paulo (EPM/Unifesp). Possui experiência na área de Medicina, com Ênfase em Clínica Médica, Geriatria, Educação Médica, Saúde Coletiva, e Saúde e Espiritualidade. Atua nos seguintes temas: Avaliação Geriátrica Ampla, Prescrição Inapropriada no Paciente Idoso, Saúde Mental, Impacto de Estratégias Educacionais no Curso de Medicina e Saúde e Espiritualidade.

Jorge Cecílio Daeh Júnior
Médico Especialista em Medicina Interna, Endocrinologia e Metabologia. Mestre em Saúde Brasileira. Gestor Técnico do Instituto de Medicina do Comportamento Eurípedes Barsanulfo (INMCEB).

Lucia Leão
Doutora em Comunicação e Semiótica pela Pontifícia Universidade Católica de São Paulo (PUC-SP). Pós-Doutora em Artes pela Universidade Estadual de Campinas (Unicamp). Professora e Coordenadora do Programa de Pós-Graduação em Comunicação e Semiótica da PUC-SP.

Marcelo Maroco Cruzeiro
Neurologista, Neurofisiologista Clínico, Mestre e Doutor em Medicina pela Universidade Federal Fluminense (UFF). Professor-Associado do Departamento de Clínica Médica da Faculdade de Medicina da Universidade Federal de Juiz de Fora (FM-UFJF).

Monalisa Claudia Maria da Silva
Enfermeira, Especialista em Educação em Saúde pela Fundação Oswaldo Cruz (Fiocruz). Mestre em Enfermagem. Professora Adjunta no Departamento de Enfermagem Materno-Infantil e Saúde Pública da Faculdade de Enfermagem da Universidade Federal de Juiz de Fora (FACENF/UFJF). Doutoranda em Saúde pelo Núcleo de Pesquisa em Espiritualidade e Saúde (Nupes) da UFJF.

Paulo Cesar Fructuoso
Graduado em Medicina pela Universidade Federal do Rio de Janeiro (UFRJ). Especialista em Cirurgia Geral, Oncológica, Videolaparoscopia e Mastologia. Mestre em Cirurgia Gastroenterológica pela Universidade Federal Fluminense (UFF). Cirurgião do Hospital Universitário Pedro Ernesto (HUPE) da Universidade do Estado do Rio de Janeiro (UERJ). Professor de Clínica Cirúrgica da Escola de Medicina Souza Marques (EMSM). Membro Titular do Colégio Brasileiro de Cirurgiões (CBC).

Rodolfo Furlan Damiano
Médico-Residente de Psiquiatria do Hospital das Clínicas da Faculdade de Medicina da Universidade de São Paulo (HCFMUSP). Comentor do Programa de Mentoria da FMUSP. Membro do Programa de Saúde, Espiritualidade e Religiosidade da FMUSP.

Sérgio Alberto da Cunha Vêncio
Editor-Chefe do *Diabetology & Metabolic Syndrome Journal*. Investigador Principal do Instituto de Ciências Farmacêuticas (ICF). Diretor-Médico do Laboratório Jarbas Doles. Trabalhador da Comunidade Espírita Ramatís em Goiânia-GO.

Apresentação

Convidado pelo colega Dr. André Luis Ferreira Santos para prefaciar esta obra – *Medicina e Espiritualidade Baseada em Evidências* –, iniciei a tecitura do texto como convencionalmente se faz em todos os prefácios de obras de caráter científico: apresentação dos autores, análise didática e do conteúdo, importância para a comunidade médica, referências bibliográficas para a comunidade médica e, por extensão, para a sociedade.

Sim. O prefácio, lido por tão poucos leitores, traz como segredo o cerne da obra, a real motivação. Muitas vezes, a elegância da construção literária do prefaciador procura introduzir o leitor na representatividade das propostas temáticas ali colocadas para o público.

Entretanto, a criatividade muitas vezes é traiçoeira. Leva ao escritor, em meu caso, prefaciador, para outras ideias, habitantes de territórios estrangeiros, fugidias da proposta inicial.

Caro leitor, perdoe-me, pois foi isso o que comigo se deu. De autor, passei a personagem; dos fatos que pretendia narrar, fui por eles conduzidos. Tornei-me agente passivo do texto, que correu de forma independente – proativa; jamais por mim pensada.

> Não se deve tratar dos olhos sem a cabeça, nem a cabeça sem o corpo, tampouco tratar-se do corpo sem a alma...
>
> Se muitas doenças resistem aos esforços dos médicos Helenos, explica-se por desconhecerem o todo...
>
> (Platão, Cármides)

Avanços da Espiritualidade sobre a Medicina – Da Psicologia Dinâmica, à Doutrina Espírita e ao Espiritualismo

Os avanços da Espiritualidade sobre a Medicina repercutem trabalho secular de doutrinas científicas anteriores, que os precederam.

Nos anos 1700, Voltaire e Montesquieu defenderam a soberania da razão como meio de se alcançar as verdades, para libertar-se da ignorância e da superstição religiosa.

Segue-se o Iluminismo, racional por excelência, é a Filosofia da Razão.

Mas a frieza afetiva, a arrogância intelectual dos racionalistas, fez reativamente surgir o Romantismo de Rousseau e o Idealismo de Kant. O empirismo britânico, liderado por Hume, acompanha a contracorrente através do Pragmatismo.

O ambiente científico e intelectual da Europa de então está repleto de conflitos, gerados pelas diferenças doutrinárias, que fragmentam o pensamento em tendências antagônicas: racionais × idealistas e românticas × pragmáticas.

Por outro lado, os pacientes com transtorno mental recebem tratamento que os marginalizam da sociedade. São segregados em prisões como criminosos.

Primeira Quebra de Paradigma – Visão Humanitária de Paciente com Transtorno Mental

O Romantismo e o Idealismo apontam para qualidades psicológicas do homem que transcendem a pura razão.

Philippe Pinel inicia a Revolução Humanitária da Psiquiatria. É Diretor do Hospital De La Bicêtre, em Paris. Pinel quebra as correntes que prendem os pacientes – trágica ironia, chamar esses "prisioneiros" de pacientes – abrem-se as portas das cadeias. Pinel acredita que se deixá-los em liberdade, tratando-os com afeto, muito melhorarão.

De fato, os loucos furiosos tornam-se brandos; os sob agitação psicomotora se aquietam.

O Efeito Pinel se Estende a Outros Hospitais Psiquiátricos – É a Reforma Humanitária

A Reforma Humanitária cresce impulsionada pelo subjetivismo do ser, pela expressão psicológica dos afetos, sentimentos; emoções que o homem sensível agasalha dentro de si.

Os anos 1800 iniciam com investigações de Wilhelm Wundt sobre a **Psicologia Experimental**. Aplica à Psicologia o modelo das ciências físicas. Busca fatores causais e sua quantificação: memória, atenção, percepção são sistematicamente repetidas em laboratório. Pretende alcançar razão matemática. Fracassa. O subjetivismo da mente humana caminha para além da matéria.

Surge John Watson com a sua **Psicologia do Comportamento**. Estuda e investiga a conduta externa do homem, suas reações objetivas. Mas o homem não é como cobaia de laboratório, apenas de reações instintivas. Reflete, raciocina, cria juízo de valor, tem sentimentos morais. Novo fracasso.

Segunda Quebra de Paradigma – O Inconsciente de Freud

A Psicologia Dinâmica

Anos 1800, última década. Jean Charcot, famoso neurologista, investiga mulheres com conversão histérica; sofrem de paralisia simétrica dos membros inferiores. Paralisia em luva que não segue as inervações nervosas, os dermatos. Charcot utiliza a hipnose.

Joseph Breuer e Sigmund Freud observam o trabalho de Charcot. Constatam que durante o transe hipnótico as mulheres verbalizam material psíquico. Descrevem cenas, tecem narrativas que, quando em estado de lucidez, de nada lembram.

Investigam, concluem ser material inconsciente.

Freud progride em suas pesquisas, tenta nova estratégia para o material inconsciente.

Cria o método de "Associações Livres de Ideias". Pede que a paciente deixe correr livremente o seu pensamento. Deixar as ideias surgirem, sem nenhum controle. Observa que certas ideias são surpreendentemente abortadas. Não seguem o curso normal. Em aparente automatismo mental, já que de fato independem do controle voluntário da paciente.

Faz ilações: há força mental que bloqueia o material psíquico tornado inconsciente, quando de sua tentativa de emersão à consciência.

Chama o bloqueio de **repressão**. Eis aí o mecanismo inibidor da exteriorização de conteúdo mental inconsciente para o consciente.

Primeiras Conclusões

1. A repressão indica existência de material mental inconsciente.
2. O material é reprimido em razão de forte carga emocional que se encontra a ele aderida. São condições afetivas que revelam frustração, angústia, perda e dor moral.
3. Há nexo causal entre a qualidade afetiva frustradora e a repressão.
4. Esse material reside inconsciente no aparelho psíquico do paciente.
5. Surge a "Teoria do Inconsciente" e, com ela, o primeiro conceito de **aparelho psíquico dinâmico**: inconsciente – pré-consciente – consciente.

Mais tarde, em 1920, Freud reformula o seu conceito e cria novo aparelho psíquico: ID (it.: *isso*) – instância de impulsos instintivos, armazena também conteúdos mentais reprimidos; SUPEREGO (it.: *super*: maior; it.: *ego*: eu) – instância censora e crítica; é grandemente influenciada pela cultura moral dos pais. Modula as pulsões do ID; EGO (it.: *ego*: eu) é a personalidade do indivíduo. Expressa-se em suas relações interpessoais, com a sociedade, o mundo.

Contribuições de Freud à Psicologia e ao Pensamento Humano

A **Psicologia Dinâmica** alcança dimensões psicológicas jamais pensadas. Dilata aspectos até então desconhecidos do pensamento, sentimento e comportamento humano. Contesta os racionalistas, organicistas, reducionistas de toda espécie, psicólogos experimentais e comportamentais pela existência do inconsciente. Produz verdadeira revolução na ontogenia psicológica com a inserção de novo referencial: **o inconsciente**.

Nesse sentido, pode-se citar o epistemólogo austríaco Thomas Khun: "A mudança de um referencial em um sistema lógico acarreta mudança da realidade".

Freud aproxima a psicologia do inconsciente da crença transcendental, imanente à Espiritualidade.

Limitações Investigativas e Conceituais da Psicologia Dinâmica

Freud era ateu, como 95% dos cientistas. Questões como Religião, Espiritualismo e Espiritualidade não fizeram parte do seu estudo – para ele, o inconsciente era o limite da Psicologia Dinâmica. Poderia ter dito: "*Nec Plus Ultra*" – não mais além.

Terceira Quebra de Paradigma – A Filosofia Espírita e o Espiritismo Experimental de Allan Kardec, Filósofo e Pedagogo Francês

Mesas Girantes – A Maçã Newtoniana de Allan Kardec

Anos 1800. Divertimento empolga os salões da nobreza e a aristocracia europeias. São as mesas girantes. Seus participantes sentam-se à mesa, mãos espalmadas sobre os seus tampos. Surpresa! As mesas sobem e descem em movimentos ritmados, correm: toc-toc; batem os pés no chão de mármore.

Ao centro dos tampos, cartões com letras do alfabeto. Cada letra é codificada por número de batidas. Algumas famílias francesas reproduzem a movimentação em suas casas. Ali, entre pais, filhos, netos, avós, amigos, os toc-toc ressurgem.

Em 1855, Hyppolyte Rivail ou Allan Kardec testemunha pela primeira vez as mesas girantes. Diz o Professor Rivail: "As mesas girantes saltam, correm, isso em condições tais de não ser possível duvidar dos fenômenos visíveis a olho nu".

Allan Kardec acompanha as comunicações das mesas. São vagarosas, em razão de ser processo análogo à telegrafia. Cria nova alternativa. Amarra um lápis na ponta de uma cesta de vime como a utilizada para emborcar garrafas de vinho. A inovação acelera a escrita.

Psicografia

Psicografia (gr.: *psycho*: alma, espírito, intelecto; gr.: *graphos*: escrever; literalmente: escrita do espírito).

As comunicações avançam. Os espíritos orientam Allan Kardec para colocar o lápis na mão do médium. Procedem à semelhança da anestesia pela hipnose. As raízes nervosas do braço, antebraço e da mão perdem boa parte da sensibilidade de tal modo que se comportam como um apêndice. As comunicações tornam-se velozes, tão rápidas como as de um escritor construindo o seu texto.

Método de Observação Experimental

Análise cartesiana dos fatos – Aplicação à investigação da psicografia

Racionalismo Cartesiano – Dedução lógica (René Descartes)

A dúvida como método: jamais elaborar teorias preconcebidas; observar, comparar, deduzir consequências e efeitos. Procurar nexos causais. Finalmente, só validar o fenômeno observado, após ter resolvido todas as questões.

Método de observação experimental (Francis Bacon)

A Psicografia e o seu conteúdo são: o efeito do espírito comunicante; a causa – o espírito comunicante. Nessa circunstância, valida-se a causa a partir do efeito.

Allan Kardec usa raciocínio lógico-axiomático (*axioma*: proposição evidente em si mesma, não precisa ser demonstrada): "Todo efeito tem uma causa, efeitos inteligentes, causas inteligentes".

Os efeitos produzidos pelos médiuns, observa Kardec, são de duas naturezas:

- **Física** – batidas, sons, luzes, movimentação de objetos, ondas de calor e de frio etc.
- **Inteligente** – comunicações, mensagens, vidências, clariaudiências etc.

Etapas – Investigação da psicografia

É o método de observação experimental:

1. **Randomização** – pesquisa aleatória de médiuns. Allan Kardec chega a consultar quase 15 médiuns diferentes para responderem a uma única questão.
2. **Multicentrismo** – pesquisa aleatória de grupos de psicografia, de diferentes lugares.
3. **Consensualidade** – identidade do teor observada entre inúmeras mensagens. Conteúdo igual ou aproximadamente semelhante. Formação de consenso.
4. **Universalidade** – consensualidade estendida a diversos países de diversas línguas.

Premissas para validação

- **Autenticidade** – "concordância dos textos das psicografias que devem surgir de forma espontânea e natural por meio de diferentes médiuns, grupos, locais; aleatoriamente."
- **Universalidade** – "psicografias de aparecimento universal. Ocorrências simultâneas em diversos países de diversos idiomas."

O método praticado pelo Professor Kardec, Empirismo Experimental, lamentavelmente não foi aplicado no Espiritismo do Brasil. Aqui, cada Espírito tem a sua opinião própria, a sua verdade. Cada médium psicografa isoladamente os seus livros. Inexiste a randomização e outras etapas do método. Do ponto de vista científico, considera-se essas comunicações como opinião pessoal, seja do Espírito, seja do médium. Nada mais. Destituídas de acreditação. De que vale o Espírito, solitariamente, tecer narrativas, criar doutrinas e explicações sobre a vida espiritual e sobre a ciência espírita? Consensualmente e cientificamente, nada. Porém, se guardar correspondência de seu teor com os trabalhos de Allan Kardec, pode ser validado. Atualmente, a Medicina Baseada em Evidências (MBE) excluiu opiniões pessoais e afastou do meio científico aqueles que diziam: "Na minha experiência". O avanço metodológico da MBE serve de modelo para o Espiritismo brasileiro recuperar a sua credibilidade.

Comprovação Experimental do Princípio Inteligente

A comprovação dos fatos positivos e de sua autenticação pela metodologia do Empirismo Experimental estabelece os seguintes princípios:

- Há o que é chamado de "Princípio Inteligente". Comunica-se com a lógica e a inteligibilidade. Sua comunicação denota cultura e nível intelectual superiores aos dos médiuns e dos que participam das reuniões de psicografia.
- Esse princípio, por sua inteligência e razão, apresenta individualidade própria. Pode-se dizer, por analogia da Psicologia Contemporânea, personalidade própria.

- Diferencia-se de tudo o que se conhece por matéria.
- Informa ter sobrevivido à morte, vivido antes na Terra como homem ou mulher comuns.
- A morte do ponto de vista psicológico e moral em nada transforma a sua individualidade. São mantidas suas inteligências, cultura e moral, as mesmas antes de desencarnar.
- Não há, pois, transformação da individualidade. O indivíduo fica como foi e como é: nem mais, nem menos; nem melhor, nem pior.
- Por certo, o longo tempo que viverá no mundo espiritual, em outras condições de matéria e de energia, produzirão modificações na sua individualidade, sobretudo, as de natureza moral. O Princípio Inteligente também evolui no mundo espiritual.
- O Princípio Inteligente se diz indestrutível e imortal.
- O Princípio Inteligente é chamado de **Espírito**.

A comprovação experimental da existência de Espíritos afirma a continuidade das funções psíquicas: inteligência, vontade e consciência após a morte. O Espírito, ou Princípio Inteligente, transcende à morte. Transpõe o limite inconsciente de Freud.

O horizonte do conhecimento psicológico do homem inequivocadamente abre-se para nova realidade existencial.

A Natureza Psicológica dos Espíritos

> Como se vê, nosso quadro compreende tudo que se liga ao conhecimento da parte metafísica do homem. Estudá-la-emos no seu estado presente e no futuro, pois estudar a natureza dos Espíritos é estudar o homem, por isso que este um dia participará do mundo dos Espíritos.
>
> (Allan Kardec, Revista Espírita, Jornal de Estudos Psicológicos, 1858)

Repercussões da Doutrina Espírita sobre a Espiritualidade

O Espiritismo fortalece a Espiritualidade, como ela se opõe ao materialismo; e como Psicologia atende à inteligência e ao pensamento. E, como moral, as virtudes da tolerância, perdão, generosidade e fé, condições complementares para superação da angústia, da dor moral e até mesmo da dor física.

A comprovação da imortalidade do Espírito, a existência de vida espiritual e futura, cria novo referencial de esperança para os pacientes. Alonga as perspectivas de remissão ou atenuação da doença, confere-lhe paciência e resignação. À sua frente, paira invisível, porém, perceptível pela intuição do mundo espiritual, são nebulosas de um céu límpido de inverno. Anunciam o infinito do universo estrelar, a existência de uma nova vida. O futuro na doutrina espírita é promissor.

Essas são, portanto, as positivas repercussões da Doutrina Espírita sobre a Espiritualidade.

Espiritualismo

Muitos conceitos e definições sobre o mesmo fato, prodigalidade de termos e descrições, já dizem os cientistas, indicam pobreza de conhecimento, insipiência. A ciência não adota imprecisões vocabulares, terminológicas e conceituais. Esse conflito está dentro do Espiritualismo, que tenta dar os seus primeiros passos para escapar das religiões tradicionais e se aproximar da ciência. É conhecimento em trânsito. Outras vezes, adota questões morais, tais como: generosidade, perdão, piedade, indulgência e outras.

Só o tempo e a pesquisa poderão trazer evidências para constituí-lo em ciência psicológica de cura complementar.

De todo modo, segue o conceito, ora provisoriamente por mim adotado:

> O Espiritualismo é corrente psicológica sobre a existência de fenômenos que se manifestam além da matéria. Nesse sentido, se opõe ao materialismo. O materialismo crê unicamente na vida material. Passada a vida, destruída a matéria, tudo finda, tudo acaba.

Espiritualidade

A Espiritualidade é o ato natural, espontâneo do Espírito que inconscientemente sabe da existência do mundo espiritual. Carl Jung, psicólogo e psicanalista suíço, concebeu o "inconsciente coletivo", que aqui se ajusta ao "inconsciente religioso". Essa crença perpassa todos os povos, todas as religiões; é de todas as épocas da humanidade.

Pode-se dizer que: **Espiritualismo** – doutrina da vida Espiritual, está em oposição à vida material. **Espiritualidade** – qualidade do Espiritualismo.

Correntes Espiritualistas

Relatam-se duas correntes:

- **Espiritualidade essencial** – crença no mundo espiritual, em Deus, na vida espiritual, vida futura e Espírito imortal.
- **Espiritualidade ateísta** – crença apenas na vida espiritual, exclui Deus e Espírito imortal.

Religião

Considera-se religião como sistema de crenças, ritos, cerimônias, liturgia, atos, consignados como sagrados, sacramentos, artigos de fé. São todos rigidamente consolidados por dogmas. O dogma é condição destituída de evidências e comprovação científica. As religiões vedam qualquer tipo de questionamento, contestações ou análise crítica dos dogmas.

À luz do dogma são criados princípios, normas, leis, valores morais religiosos, protocolos comportamentais sujeitos a sanções ou graças, concordantemente à transgressão ou ao cumprimento da jurisprudência religiosa. Esse é o âmbito da Teologia, particularizada a cada religião.

Para o governo de todo esse sistema, surgem instituições e corporações dirigidas por coletivo sacerdotal. O poder é distribuído de acordo com rígida hierarquia funcional.

Cabe ao corpo sacerdotal intermediar o relacionamento religioso dos fiéis com Deus ou prepostos qualificados: santos, guias, espíritos, mentores etc. Assim designados de acordo com a cultura religiosa que integram.

O processo da religião é triangular: **Fiel-Sacerdote-Deus.**

Nesse sentido, a religião é heterônoma (gr.: *heter*: diferente, estranho; gr.: *nomes*: regra de conduta). Conduta imposta por pessoa ou grupo que lhe é estranho; provém do exterior. Pela heteronomia, o fiel fica condicionado a prévia intervenção sacerdotal em sua busca do mundo espiritual. Sem heteronomia não há religião constituída, isso porque desaparece a classe sacerdotal.

Fé

Para fins didáticos, concebe-se a fé nos seguintes aspectos:

- **Religioso** – crença em dogmas particulares das diferentes religiões, cujas substâncias são os artigos de fé.
  - **Catolicismo** – a fé é adesão comum dos fiéis a tudo que se encontra contido na palavra de Deus; a palavra escrita ou transmitida e divinamente revelada pelo magistério da Igreja.
  - **Judaísmo** – desenvolve-se em duas etapas:
    - **Caráter pessoal e social** – traz a esperança, a confiança em um futuro melhor. No progresso da fraternidade e solidariedade humanas. Engloba também a firme decisão de superar o próprio medo e insegurança. É compromisso pessoal de vencer os desafios.

    A fé, nesse caso, é condição de fortalecimento da autoestima e da vontade (caráter pessoal). Apresenta também caráter verdadeiramente pragmático, na medida em que se aplica ao dia a dia da vida. Repercute, socialmente, pelo compromisso do fiel com o próximo, em razão de propor ações de fraternidade, solidariedade e caridade. Como se vê, a fé no Judaísmo tem a sua maior base nas "ações da fé". Mudança moral e comprometimento social. São as obras da fé.

– **Caráter transcendental** – vencido o comprometimento pessoal e as obrigações relativamente à sociedade, a fé ganha caráter transcendental, salta para a espiritualidade, cujo objetivo final sempre será Deus. A fé no Judaísmo revela a força do monoteísmo mosaico, definitivo comprometimento com Deus.

Fé Raciocinada – no Espiritismo, a Ciência Precede a Fé

Filosofia Espírita – **fé raciocinada** – na Filosofia Espírita, a ciência é condição primária da fé. Precede a fé. Ciência que se assenta em fatos positivos; os dos fenômenos inteligentemente articulados pelo método. Seguem a construção do raciocínio lógico:

1. Propõe o seguinte axioma: "Toda causa gera um efeito. Causas inteligentes, efeitos inteligentes. A grandeza dos efeitos está em razão direta com a potência das causas".
2. São efeitos das criações inteligentes: o Universo, os mundos, a vida; enfim, tudo o que existe e se manifesta.
3. A causa; Deus é a causa: "Deus é a inteligência suprema e a causa primária de todas as coisas".
4. É a comprovação lógico-axiomática da existência de Deus, através dos seus efeitos que nada mais são que sua criação. Essa razão movimenta o homem para sua transcendência. Foi criado à semelhança de Deus, o que lhe confere essa certeza.
5. Assim, faz da transcendência efeito que, por meio do raciocínio lógico, fica consolidada como objeto da ciência. A transcendência torna-se parte da ciência. Morrem as especulações metafísicas.
6. Como a transcendência, a fé se faz igualmente em ciência. Reconhece Deus como inteligência causal. Estabelece a criação pela dedução do nexo causal; conclui pela ciência: Deus existe.
7. Ineditamente, realiza a proposta tomista; une a ciência à fé.
8. Sabe de Deus como de um fenômeno físico; tal como a queda de um corpo, a transmissão de calor, a oscilação de uma onda.
9. Deus agora não é mais uma revelação, um ato místico. Deus é fato positivo.
10. Assim, no Espiritismo, a ciência precede a fé e, por isso, é chamada de fé raciocinada.

Fé Inata

A fé inata é condição inerente à criação do Espírito por Deus. Deus ao criá-lo inseriu em sua consciência a Primeira Lei Divina, a **Lei da Adoração**, cujo coronário é a fé.

A espiritualidade como ato natural, espontâneo de se conceber a existência de vida além da matéria; de um mundo espiritual, obviamente refletirá a fé. Minimamente no mundo espiritual e, por extensão, agora sim em Deus.

A fé inata evidencia Deus não excluir nenhum dos seus filhos de adorá-Lo, orar, pedir, rezar, crer. Enfim, dirigir sua fé.

Em algumas pessoas, a fé nasce com facilidade, parecem ter o dom de se comunicar com Deus. São sensibilizadas pela prece. Pela confiança incondicional na Providência Divina. Trafegam no mundo espiritual com a leveza do voo das borboletas.

Essa fé pode ser educada pela ciência e pela razão, rumo à sua maturidade. Quando a fé inata se une à fé raciocinada, os seus efeitos são potencializados. Uma não exclui a outra.

No entanto, em outras pessoas, ainda apegadas ao materialismo, a fé parece instável; e com tristeza reclamam de suas frustrações diante da não realização de seus pedidos. São como crianças espirituais caprichosas.

Fé como Experiência Espiritual

Certas pessoas experimentam, ao se concentrarem de tal maneira em sua fé, episódios de alteração de consciência. A afetividade e a sensibilidade cheias de devoção penetram no território espiritual, cujos efeitos são: vidências, audição de vozes, alterações do humor tendentes a vivências beatíficas. Algumas revelam ter passado por estado de êxtase. São as chamadas experiências místicas.

Considerações Finais

O avanço da Espiritualidade sobre a Medicina acena como novo recurso terapêutico, aqui provisoriamente denominado **Psicologia Médica Espiritualista**.

Reflete sucessivas mudanças de paradigmas sobre a natureza do pensamento e, por extensão, a natureza psicológica do Espírito. Muitas etapas foram vencidas: Racionalismo, Reducionismo Organicista, tentativas de conversão à metodologia das ciências físicas, como a Psicologia Experimental e sua irmã mais jovem, a Psicologia Comportamental. Venceu-se ainda outras, a Psiquiatria Humanitária de Pinel, a Psicologia Dinâmica e o Inconsciente de Freud.

O Espiritismo de Kardec

O avanço mais significativo é tributado a Allan Kardec, que aplicou o método de observação experimental ou o Empirismo Experimental à investigação dos Espíritos.

A partir de suas pesquisas, a Espiritualidade aproxima-se da ciência, na medida em que o Espírito investigado denota inteligência, cultura, moral e volição. O que vem repercutir sobre a fé, enquanto considerada como forma de pensamento.

É bem verdade que os trabalhos de Allan Kardec não foram aceitos pela Academia, em razão das adulterações que o transvestiram em nova religião. Allan Kardec jamais propôs criar qualquer religião. Sabe-se que o Espiritismo religioso alcança no Brasil cerca de 95% de seus seguidores.

Como religião, o Espiritismo perde dois dos principais atributos do *status* da ciência: objetividade e universalidade. A objetividade em Allan Kardec é investigada pelos efeitos inteligentes produzidos pelos Espíritos, que são considerados como o fator causal.

Não obstante, a admissão do Espiritismo na Academia como ciência é questão de tempo e de pesquisa. A Parapsicologia, ou a ciência dos fenômenos PSI, corre paralelamente a essas investigações. Muitas faculdades de Psicologia, inclusive a da Universidade de São Paulo (USP), criaram disciplina para o seu estudo, cujo título é: Psicologia Anomalística.

A Espiritualidade Busca sua Identidade

A Espiritualidade, na atualidade, é concebida como crença na vida espiritual. Entretanto, em seu discurso prático, mescla atributos morais: perdão, generosidade, tolerância, resignação etc. Na fé, encontra o seu centro de ação.

No entanto, para evitar intersecções com a religião, moral, vida espiritual, psicologia, filosofia, determinaram a Espiritualidade como aquilo que não possa ser: não é religião, não é moral, não é vida espiritual, não é psicologia, não é filosofia. Mas adota fragmentadamente segmentos da moral, como perdão; e da religião, como a fé. Seu negacionismo traz por efeito a volatização de sua identidade doutrinária; dos seus conceitos e definições.

Por outro lado, ao se falar em Espiritualidade, acena-se como a responsável por ações terapêuticas, que complementarmente promovem tratamento de doenças. A efetividade do empirismo espiritualista existe. Não pode ser negada.

Sua grande força propulsora é a fé, mas a fé é pensamento. Assim, forma evidências para a sua investigação psicológica e que favorece a criação dentro da **Psicologia Médica da Espiritualidade**, a **Psicologia da Fé** como subespecialidade.

Dificuldades Epistemiológicas da Espiritualidade

O conhecimento para ser aceito no mundo da ciência deve obrigatoriamente definir o seu objeto de estudo (objeto material) e construir metodologia própria (lógica material). Com isso, poderá evidenciar as leis que o rege, a de seus fenômenos.

Há, assim, diferentes métodos para diferentes ciências: ciências matemáticas (demonstrações), ciências físico-químicas (método experimental) e outros.

Ora, a Espiritualidade em sua relação com a Medicina, como hoje é concebida, ainda não definiu seus objetos de estudo que inexoravelmente caminharão para o Espírito, o mundo espiritual, a fé, as ações desses objetos sobre os estados de saúde ou de doença. Essa é a grande questão.

O Desafio – a Espiritualidade como Protocolo Terapêutico Complementar

Para o desafio ser vencido, a Espiritualidade deverá criar conceitos consistentes e princípios aplicáveis na prática. Deverá definir com precisão:

1. Vida espiritual.
2. Espírito com Princípio Inteligente e criador do pensamento.
3. Qualidades morais do pensamento.
4. Fé como expressão do pensamento, substanciado pelas qualidades morais.
5. Fé na existência de um Ser superior.
6. Fé na conjugação desses princípios que como um todo desempenharão papel terapêutico complementar.

Mediante a sua consolidação, surgirá a novel identidade da ciência psicológica: **Psicologia Médica Espiritualista**.

Epílogo

Cura pela Fé

Então, uma mulher, doente por hemorragia há doze anos que muito tinha sofrido nas mãos de vários médicos e que, tendo gastado todos os seus bens, não havia recebido nenhum alívio, mas o seu estado estava cada vez pior. Tendo ouvido falar de Jesus e vindo entre a multidão, atrás dele tocou em suas vestes, pois ela disse: "Se eu puder tocar suas vestes, estarei curada". No mesmo instante, a causa da perda do sangue foi estancada, e ela sentiu que estava curada dessa doença.

Jesus indaga quem tocou suas vestes. Mas essa mulher que sabia o que estava se passando, tomada de medo e de pavor, veio lançar-se aos seus pés e lhe declarou toda a verdade. E Jesus lhe disse: "Minha filha, **vossa fé vos salvou**. Ide em paz e estejais curada de vossa doença".

(MC 5:25-34)

Comentários

> Jesus, tinha, pois, razão em dizer: "Vossa fé vos salvou". Entende-se aqui que a fé não é virtude mística, tal como certas religiões a entendem, mas a verdadeira força.
>
> (Allan Kardec)

Agradecimentos

Encerro esta apresentação agradecendo a generosidade dos autores por me terem escolhido como prefaciador. O tema "Medicina e Espiritualidade" encontrou autores aptos e competentes para produção deste trabalho, que é assunto momentoso.

São 21 capítulos, que abordam as mais diversas especialidades médicas em suas interações com a espiritualidade. Ressalta-se a bela introdução que apresenta revisão sistemática do estado da arte da Espiritualidade em suas conexões com a Medicina.

A Medicina e a Espiritualidade caminham para um futuro comum; e o futuro comum caminha para novas pesquisas, e com elas as evidências. Não pairam dúvidas apresentar esta obra excelente contribuição para o implemento dessa futura nova área da Psicologia Médica.

Parabenizo aos autores por sua oportuna iniciativa, ao tempo de desejar o melhor dos êxitos para o seu tão elogiável trabalho.

São Paulo, 13 de maio de 2021.

Paulo Rezinski
Psiquiatra pela Associação Brasileira de Psiquiatria (ABP)
Psicanalista pela Federação Brasileira de Psicanálise (FEBRAPSI)
A.M. International Psychanalytical Association (IPA), Londres
Professor de Filosofia Espírita no Lar de Frei Luiz, Rio de Janeiro

Bibliografia consultada

- Abbagnano N. Dicionário de Filosofia. São Paulo: Martins Fontes; 1998.
- Abreu Canuto S. In: Figueiredo PH. Autonomia: a História Jamais Contada do Espiritismo. São Paulo: Feal; 2019.
- Breuer J, Freud S. Studies on Hysteria. The standard edition of the complete works of Sigmund Freud. Londres: Hogarth Press; 1955.
- Freud S. The Interpretation of Dreams. Londres: Hogarth Press; 1955.

- Freud S. The Psychopatology of Every Day Life. Londres: Hogarth Press; 1955.
- Janet P. The Major Symptons of Hysteria. Nova York: Macmillan; 1920.
- Kardec A. A Gênese, Os Milagres e as Predições Segundo o Espiritismo. São Paulo: Feal; 2018.
- Kardec A. O Evangelho Segundo o Espiritismo. Rio de Janeiro: Celd; 2011.
- Kardec A. O Livro dos Médiuns. Rio de Janeiro: Celd; 2011.
- Kardec A. Obras Póstumas. Rio de Janeiro: Celd; 2011.
- Laplanche J, Pontalis J. Vocabulário de Psicanálise. São Paulo: Martins Fontes; 1992, 2018.
- Schlesinger H, Porto H. Dicionário Enciclopédico das Religiões. Petrópolis: Vozes; 1995.

Nota ao leitor

Para a categorização dos trabalhos apresentados neste livro (grau de recomendação e força de evidência), foi utilizada a classificação proposta pela Associação Médica Brasileira (AMB), conforme o Quadro a seguir:

Grau de recomendação	Força de evidência	Definição
A	Alta	Estudos experimentais ou observacionais de maior consistência (metanálises ou ensaios clínicos randomizados)
B	Média	Estudos experimentais ou observacionais de menos consistência (outros ensaios clínicos não randomizados ou estudos observacionais ou estudos tipo caso-controle)
C	Baixa	Relatos ou série de casos (estudos não controlados)
D	Muito baixa	Opinião desprovida de avaliação crítica, baseada em consensos, estudos fisiológicos ou modelos animais

Fonte: www.amb.org.br.

Sumário

1. Aspectos Gerais sobre Medicina e Espiritualidade – Uma Revisão Sistematizada, 1
   André Luis Ferreira Santos

2. Religião, Espiritualidade e Religiosidade – Significados e Diferenças Conceituais, 19
   Alexandre Serafim

3. Qualidade de Vida e Espiritualidade, 23
   Cesar Augusto Cardoso

4. Espiritualidade na Cardiologia, 29
   André Luis Ferreira Santos
   Alexandre Serafim
   Cesar Augusto Cardoso

5. Oncologia e Espiritualidade, 35
   Cesar Augusto Cardoso

6. Sistema Endócrino e Espiritualidade, 41
   Jorge Cecílio Daeh Júnior
   Sérgio Alberto da Cunha Vêncio

7. Respostas do Sistema Imunológico e Espiritualidade, 49
   André Luis Ferreira Santos

8. Mecanismos Neurofisiológicos no Momento da Prece, 59
   Alexandre Serafim

9. Benefícios da Meditação para a Saúde Física e Mental, 65
   Andréia Zeppelin

10. Espiritualidade no Tratamento da Dependência Química, 73
    Alejandro Victor Daniel Vera

11. Epigenética e Sua Relação com a Espiritualidade, 85
    Alexandre Serafim

12. Medicina e Espiritualidade à Luz da Física Moderna, 89
    André Luiz Oliveira Ramos

13. Estudos Científicos da Experiência de Quase Morte, 103
    Alexander Moreira Almeida
    Monalisa Claudia Maria da Silva
    Marcelo Maroco Cruzeiro
    Núcleo de Pesquisa em Espiritualidade e Saúde (Nupes) – Faculdade de Medicina da Universidade Federal de Juiz de Fora (FM-UFJF)

14. Terapia por Regressão a Vidas Passadas, 111
    Flávio Braun Fiorda

15. A Importância da Educação Espiritual na Primeira Infância, 123
    Alexandre Serafim

16. A Importância da Capelania no Ambiente Hospitalar, 133
    Alexandre Serafim

17. Religiosidade e Espiritualidade na Abordagem do Paciente Psiquiátrico – Proposta de Aplicação do Método de Cartografia Multidimensional no Tratamento de Saúde, 137
    Frederico Leão
    Lucia Leão

18. Como Abordar a Espiritualidade na Prática Clínica, 145
    Cesar Augusto Cardoso

19. Conceitos de Ética e Espiritualidade no Ato Médico, 151
    André Luis Ferreira Santos

20. História da Espiritualidade no Ensino Médico e Suas Perspectivas, 157
    Rodolfo Furlan Damiano
    Alessandra Lamas Granero Lucchetti
    Giancarlo Lucchetti

21. A Medicina Espiritual do Futuro, 165
    Paulo Cesar Fructuoso

1

Aspectos Gerais sobre Medicina e Espiritualidade – Uma Revisão Sistematizada

■ André Luis Ferreira Santos

A saúde humana tem sido abordada de modo muito mecanicista, principalmente a partir do século XIX, quando o homem passou a considerar apenas aspectos puramente orgânicos, muito influenciado pelas teorias materialistas reducionistas. Foi ignorada qualquer outra força que pudesse ter efeito sobre o organismo, e definiu-se a inexistência de um princípio vital. O fisiologista passou a considerar apenas o que é visível. O materialismo, que não deixa de ser uma hipótese, tornou-se um dogma, e o homem, em seu orgulho, não admitiu algo que estivesse acima de sua compreensão. Assim, o corpo humano foi separado por sistemas e, como não houvesse nada mais, comparado a uma máquina.

Aspectos das relações entre mente, corpo, fenômenos psíquicos e espiritualidade foram negligenciados, apesar dos estudos e das hipóteses levantadas por tantos pesquisadores sérios e renomados na história da ciência, alguns ganhadores de Nobel, como Charles Robert Richet, entre outros. O significado do ser, a importância da consciência e o valor do amor foram descartados da dimensão científica. A medicina convencionou-se no realismo materialista, no qual tudo se baseia na matéria como única realidade. Em razão das divergências que passaram a existir entre a religião e a ciência, houve uma grande separação entre elas, provavelmente por uma necessidade diante de tantos equívocos humanos na esfera religiosa.

A medicina moderna, dita científica, experimental e baseada em evidências, evoluiu muito no aspecto tecnológico, mas excluiu aquilo que não podia ser medido e quantificado até então. Passou a considerar a inexistência do transcendental, da relação corpo-alma, deixando essas percepções por conta do misticismo. Definiu-se a mente como atributo do cérebro, e a doença como um distúrbio exclusivamente orgânico. Os sentimentos e as emoções ficaram estritamente relacionados com determinadas áreas cerebrais.

E assim a ciência foi conduzida, cada vez mais afastada de aspectos espirituais; e, por mais que tenha avançado, ficou limitada pelo próprio materialismo do homem. Essa visão trouxe um enorme vazio ao ser humano, uma falta de sentido para a vida, vivendo-se na atualidade uma verdadeira pandemia de transtornos da mente, depressão e suicídio. Isso tem afetado todas as classes sociais em todos os países, em especial as sociedades mais desenvolvidas e com altos índices de qualidade de vida. A dependência química tornou-se um grave problema de saúde pública, ceifando a vida de muitos jovens. São dados alarmantes e que remetem a profundas reflexões quanto aos conceitos de vida, saúde e felicidade.

Contudo, diante das novas descobertas e evidências científicas produzidas nas últimas décadas sobre a relação entre saúde e espiritualidade, abrem-se novos caminhos para a interpretação do sentido da vida e para a abordagem da saúde humana. A espiritualidade não como uma questão religiosa dogmática, mas como uma visão transcendental da vida, da ética e da moral. Como consequência, houve a necessidade de uma abordagem mais integral do ser humano.

Atualmente, são muitas as publicações científicas associando saúde, religião e espiritualidade, frutos das pesquisas nas áreas da neurociência, incluindo estudos da glândula pineal, fenômenos psíquicos (fenomenologia mediúnica), epigenética, psiconeuroimunologia, palingenesia (reencarnação), terapias cognitivas e de regressão, meditação, prece, física quântica (a nova física) e experiência de quase morte (EQM). Pelo *PubMed*, o mais importante instrumento de busca eletrônica para acesso à base de dados *MEDLINE* (*Medical Literature Analysis and Retrieval System Online*) de citações e resumos de artigos em biomedicina, tem-se cerca de 80 mil publicações para as palavras-chaves em inglês *religion or spirituality*. Sendo esta a principal base de dados para esta obra, além de *SciELO*, *LILACS* e *Cochrane Library*. Também foi realizada a busca de revisões sistemáticas, com ou sem metanálise, ensaios controlados randomizados, estudos de coortes, cortes transversais, caso-controle, relato de casos, livros publicados por especialistas no tema e diretrizes médicas.

Para a categorização dos trabalhos (grau de recomendação e força de evidência), foi utilizada nesta obra a classificação proposta pela Associação Médica Brasileira (AMB, disponível em: <www.amb.org.br>):

- A: estudos experimentais ou observacionais de melhor consistência (metanálises ou ensaios clínicos randomizados).
- B: estudos experimentais ou observacionais de menos consistência (outros ensaios clínicos não randomizados ou estudos observacionais ou de caso-controle);
- C: relatos ou série de casos (estudos não controlados).
- D: opinião desprovida de avaliação crítica, baseada em consensos, estudos fisiológicos ou modelos animais.

Em 2014, Beauregard *et al.* publicaram um manifesto para uma ciência pós-materialista, com fortes embasamentos científicos, tentando quebrar a intolerância que havia sido criada pelas teorias materialistas reducionistas. Várias revisões sistemáticas e metanálises foram publicadas nos últimos anos em diversos periódicos importantes e de elevada classificação, demonstrando a relação significativa e positiva entre espiritualidade e saúde humana, física e mental (evidência A). Algumas sucintas conclusões de vários estudos, que se encontram nas referências ao final deste capítulo, são:

- redução da mortalidade em até 25%;
- menor hospitalização;
- influência significativa na longevidade;
- menos problemas de saúde em idosos;
- número três vezes maior de sobrevida pós-cirurgia cardíaca;
- 70% menos chances de problemas cardíacos;
- melhor qualidade de vida em pessoas com doenças cardiovasculares;
- grande impacto na saúde mental e na qualidade de vida das pessoas;
- benefícios da prece, da meditação e da imposição de mãos;
- menores índices de estresse, depressão, ansiedade e suicídio;
- maior sucesso de cura;
- melhora no sistema imunológico;
- melhora dos parâmetros clínicos, laboratoriais e de qualidade de vida em pessoas portadoras de HIV;
- melhor evolução das doenças crônicas;
- melhor aceitação da própria doença;
- melhor evolução nas doenças cardiovasculares e no controle da hipertensão arterial;
- menor índice de abuso de drogas e alcoolismo;
- menores índices de mortalidade por câncer e com melhor qualidade de vida;
- melhora dos resultados do tratamento de pacientes enfermos com terapias espirituais complementares.

Portanto, já existe um alto nível de evidência quanto ao impacto positivo da espiritualidade sobre a saúde (evidência A). Novos estudos estão buscando explicar os mecanismos de como isso ocorre. Os resultados têm demonstrado que esses pacientes apresentam melhor imunidade, com redução do cortisol, proteína C-reativa, fibrinogênio e citocinas pró-inflamatórias, em especial a interleucina-6, relacionada com mortalidade. É um grande campo para novas pesquisas e para melhor compreensão desses mecanismos (evidência B).

Os resultados do tão esperado Projeto Genoma trouxeram uma grande frustração para os céticos e agnósticos, parecendo representar a passagem pela última fronteira do materialismo. O determinismo genético não foi comprovado para explicar tantas variáveis no processo saúde-doença. Muitas perguntas nas áreas das ciências médica e filosófica ficaram sem respostas. Seu próprio pesquisador, Doutor Francis S. Collins, concluiu que o ser humano é muito mais complexo do que se imaginava, e que devemos buscar outras fontes para os devidos esclarecimentos.

Além disso, as novas pesquisas da epigenética e psiconeuroimunologia derrubaram a teoria exclusiva do determinismo genético, demonstrando as influências ambientais e psicoemocionais sobre o genoma e a saúde humana. Por muito tempo, acreditou-se que os genes eram os únicos responsáveis pelas características biológicas herdadas, mas atualmente os cientistas sabem que variações não genéticas, epigenéticas, adquiridas durante a vida, podem ser passadas aos descendentes. Essa herança epigenética depende de pequenas mudanças químicas no DNA e em proteínas ao seu redor, relacionada com hábito de vida e ambiente social (evidências A e B).

A própria ciência começa a devassar um outro lado, o que está além da matéria, algo que transcende e que vem de encontro às mais íntimas intuições humanas. Já não são somente hipóteses, mas também uma nova realidade que se apresenta. Nas últimas décadas, teorias espiritualistas começaram a ser demonstradas pelos estudos científicos. Um marcante exemplo disso foram os conhecimentos trazidos há 70 anos sobre neurofisiologia por meio das psicografias do espírita e médium brasileiro Francisco Cândido Xavier, recentemente demonstrados pela ciência. Nessa mesma linha de pesquisa, Prada *et al.* escreveram uma extensa obra, também correlacionando os conhecimentos trazidos pelas psicografias desse mesmo médium espírita há mais de meio século com as atuais evidências científicas sobre o tema mente-cérebro.

Estudos sobre a fenomenologia mediúnica demonstraram possíveis comunicações e influências espirituais em nossas vidas. Beischel e Schwartz concluíram que certos médiuns espíritas têm grande capacidade de receber informações sobre pessoas mortas, afastadas as possibilidades de telepatia ou por outras formas convencionais. Kelly e Arcangel também evidenciaram informações recebidas por médiuns sobre pessoas falecidas, assim como outros importantes estudos, que demonstraram essas comunicações por meio de cartas psicografadas (evidências B e C).

Ainda sobre os fenômenos psíquicos, há evidências quanto à integração de recordações e experiências de vidas passadas com a presente, como nos estudos pioneiros de Stevenson, considerado um dos pesquisadores mais importantes sobre a imortalidade da alma. Tucker, Bonilla e Dossey demonstraram importantes indícios sobre a teoria de reencarnação (palingenesia). Todos esses estudos trazem uma profunda reflexão sobre dúvidas históricas da humanidade quanto ao significado da vida, e a responder a questões como "de onde viemos, por que aqui estamos e para onde iremos" (evidências B e C).

Nuevo et al. revelaram a grande prevalência de experiências extrassensoriais na população geral. Moreira-Almeida et al. demonstraram a diferença entre os portadores de distúrbio de identidade dissociativa e os médiuns espíritas. Lukoff et al. já haviam abordado a necessidade dessa diferenciação na classificação de doenças mentais. Peres et al., Delmont et al. e Bastos et al. também avaliaram essas distinções. Mossbridge et al., em uma metanálise, avaliaram questões sensitivas relacionadas com precognição. Schmidt, também por meio de uma metanálise, avaliou a consistência quanto aos tratamentos de cura a distância. Essas pesquisas concluíram que a mediunidade não é uma psicopatologia, como rotulada previamente (evidências A e B).

Novos aspectos da vida humana estão sendo revelados, como a mente transcendental, ou seja, não sendo mais considerada um atributo do cérebro, mas um componente da "alma" (também definida por alguns como "psiquismo" ou "consciência") ligada ao corpo físico e coordenando-o, ou seja, o pensamento mudando o cérebro. Moreira-Almeida e Daher et al. estudaram sobre esse novo entendimento, e pesquisas sobre os transtornos da mente, utilizando ressonância funcional ou tomografia, envolvendo a terapia cognitiva-comportamental e efeito placebo, mostraram a neuroplasticidade e evidenciaram tais hipóteses (evidência B).

Essas descobertas da relação entre consciência, mente e cérebro também foram demonstradas por meio das pesquisas correlacionando a física quântica com as ciências biológicas. Físicos conseguiram demonstrar uma comunicação entre as células através de energia, chamados de biofótons. Esses estudos trazem à tona o conceito de que o corpo humano é um conjunto de átomos, ou seja, de energia, sendo dirigida por uma consciência, e permitindo outras formas de comunicações intra e interpessoais. Outros estudos demonstraram a possível natureza quântica da comunicação entre as células e a mente, a teoria não local. Esses experimentos evidenciaram uma correlação e interação entre indivíduos a distância, registradas por eletroencefalograma e neuroimagem por ressonância magnética funcional. Todos esses estudos trazem, assim, a descoberta de duas novas formas de comunicação, por radiação mental (natureza eletromagnética) e não local (quântica). São descobertas da ciência que mudam a visão sobre a medicina clássica alopática e permitem uma melhor compreensão da ação do pensamento e do sentimento sobre a saúde das células, e a consciência como o fundamento do ser (evidências B e C).

As pesquisas de EQM também vêm confirmando as teorias citadas dessa relação mente-cérebro. Esses estudos analisaram pacientes após parada cardiorrespiratória associada a quadro de hipóxia cerebral (cérebro isoelétrico), que tiveram experiências muito semelhantes quanto a imagens e recordações dos acontecimentos ocorridos naqueles momentos. Esses estudos apontam o cérebro como um instrumento físico que traduz a mente, e não o inverso, ratificando a citada teoria de mente não local (evidências B e C).

Atualmente, mais de 90% dos cursos de medicina das universidades norte-americanas apresentam conteúdos na área da saúde e espiritualidade, tanto na graduação médica quanto na pós-graduação. Várias universidades ao redor do mundo investem em pesquisas nessa área, como as renomadas Harvard, Arizona, Virgínia, Duke, Pensilvânia e Oregon, que estão pesquisando e publicando sobre espiritualidade. Destaca-se a importância do médico pesquisador Harold G. Koenig, da Universidade de Duke nos Estados Unidos, que muito contribui para essa nova fase da ciência médica. No Brasil, a pesquisa na área está crescendo progressivamente, atingindo cerca de 40% das universidades, havendo atualmente vários cursos de medicina que oferecem a disciplina de medicina e espiritualidade.

Recentemente, em 2019, a Sociedade Brasileira de Cardiologia (SBC) lançou suas novas diretrizes contendo a recomendação sobre a abordagem da espiritualidade nos pacientes, o que representou um importante marco no Brasil. Essas diretrizes foram lançadas após consistentes evidências científicas, por meio de revisões sistemáticas e metanálises. Fato que também havia ocorrido com a psiquiatria. A Associação Mundial de Psiquiatria, em 2016, passou a recomendar oficialmente a abordagem espiritual nos pacientes, fruto de muitos estudos e altos níveis de evidência da relação entre espiritualidade e saúde mental.

Tudo isso resultou na necessidade de uma visão mais holística da saúde humana, já admitida pela Organização Mundial da Saúde (OMS), compreendendo a saúde como algo muito maior que um simples bem-estar físico-orgânico, mas um equilíbrio físico-espiritual. Isso significa uma mudança de paradigmas, uma nova visão da medicina, que passa a considerar a consciência o fundamento do ser e não vê mais o homem como máquina, passando a abranger aspectos da vitalidade, da significação e do amor.

Essa visão mais integrativa para uma nova medicina vem de encontro às mais profundas aspirações manifestadas pelos pacientes, que demonstram a carência de uma abordagem médica mais humana e integral, em observância com as suas crenças. Pacientes em fase terminal de doenças relataram a necessidade de uma abordagem mais espiritualizada nos estudos sobre cuidados paliativos. A população em geral tem progressivamente buscado informações e estudos sobre o tema, independentemente de suas crenças religiosas.

O objetivo desta obra é trazer, de uma maneira didática, estruturada, otimizada e sistematizada, as melhores evidências sobre esse tema, com uma abordagem ampliada nas esferas da ciência, da educação, da filosofia e da religião, correlacionando-as. A verdadeira ciência tem que buscar a verdade, sem preconceitos. Ainda, objetiva-se que esses novos conhecimentos possam colaborar para um exercício da medicina mais integral, humano e ético, considerando aspectos morais e espirituais no cuidado com os pacientes. Por fim, em virtude da escassez de livros científicos nessa área, que este livro possa também colaborar com as instituições de ensino em saúde.

Bibliografia consultada

- Abu HO, Ulbricht C, Ding E, Allison JJ, Salmoirago-Blotcher E, Goldberg RJ et al. Association of religiosity and spirituality with quality of life in patients with cardiovascular disease: a systematic review. Qual Life Res. 2018 nov;27(11):2777-97.
- Achterberg J, Cooke K, Richards T, Standish LJ, Kozak L, Lake J. Evidence for correlations between distant intentionality and brain function in recipients: a functional magnetic resonance imaging analysis. The Journal of Aternative and Complementary Medicine. 2005;11(6):965-71.
- Alvarado CS. Psychic phenomena and mind-body problem: historical notes on a neglected conceptual tradition. Rv Psiq Clin. 2013;40(4):157-61.
- Anderson L, Oldridge N, Thompson DR, Zwisler AD, Rees K, Martin N et al. Exercise-based cardiac rehabilitation for coronary heart disease: Cochrane systematic review and meta-analysis. J Am Coll Cardiol. 2016;67(1):1-12.
- Anyfantakis D, Symvoulakis EK, Panagiotakos DB, Tsetis D, Castanas E, Shea S et al. Impact of religiosity/spirituality on biological and preclinical markers related to cardiovascular disease. Results from the SPILI III study. Hormones (Athens). 2013 jul-sep;12(3):386-96.
- Baars BJ, Edelman DB. Consciousness, biology and quantum hypotheses. Phys Life Rev. 2012 sep;9(3):285-94.
- Bai M, Lazenby M. A systematic review of associations between spiritual well-being and quality of life at the scale and factor levels in studies among patients with cancer. J Palliat Med. 2015 mar;18(3):286-98.
- Bajpai R, Brizhik, L, Del Giudice E, Finelli F, Popp FA, Schlebusch KP. Light as a trigger and a probe of the internal dynamics of living organisms. J Acupunct Meridian Stud. 2010 dec;3(4):291-7.
- Baker M, Luce J, Bosslet GT. Integration of palliative care services in the intensive care unit: a roadmap for overcoming barriers. Clin Chest Med. 2015;36(3):441-8.
- Balboni TA, Fitchett G, Handzo GF, Johnson KS, Koenig HG, Pargament KI et al. State of the science of spirituality and palliative care research part ii: screening, assessment, and interventions. J Pain Symptom Manage. 2017;54(3):441-53.
- Banerjee HN, Verma M. Epigenetic mechanisms in cancer. Biomark Med. 2009 aug;3(4):397-410.
- Bastos MAV Jr, Bastos PRHO, Osório IHS, Pinheiro SAM, Iandoli D Jr, Lucchetti G. Physiologic correlates of culture-bound dissociation: a comparative study of Brazilian spiritist mediums and controls. Transcult Psychiatry. 2018;55(2):286-313.
- Bastos MAV Jr, Oliveira Bastos PRH, Portella RB, Soares LFG, Conde RB, Rodrigues PMF Jr, Lucchetti G. Pineal gland and schizophrenia: a systematic review and meta-analysis. Psychoneuroendocrinology. 2019;104:100-14.

- Battalio SL, Silverman AM, Ehde DM, Amtmann D, Edwards KA, Jensen MP. Resilience and function in adults with physical disabilities: an observational study. Arch Phys Med Rehabil. 2017;98(6):1158-64.
- Bauerei BN, Obermaier S, Ozunal SE, Baumeister H. Effects of existential interventions on spiritual, psychological, and physical well-being in adult patients with cancer: systematic review and meta-analysis of randomized controlled trials. Psychooncology. 2018 nov;27(11):2531-45.
- Beauregard M. Mind does really matter: evidence from neuroimaging studies of emotional self-regulation, psychotherapy, and placebo effect. Prog Neurobiol. 2007 mar;81(4):218-36.
- Beauregard M. Effect of mind on brain activity: evidence from neuroimaging studies of psychotherapy and placebo effect. Nord J Psychiatry. 2009;63(1):5-16.
- Beauregard M, Schwartz GE, Miller L, Dossey L, Moreira-Almeida A, Schlitz M et al. Manifesto for a post-materialist science. Explore (NY). 2014 sep-oct;10(5):272-4.
- Beischel J, Schwartz E. Anomalous information reception by research mediums demonstrated using a novel triple-blind protocol. Elsevier Explore. 2007;3:32-7.
- Bell IR, Caspi O, Schwartz GE, Grant KL, Gaudet TW, Rychener D et al. Integrative medicine and systemic outcomes research: issues in the emergence of a new model for primary health care. Arch Intern Med. 2002 jan 28;162(2):133-40.
- Bem DJ. Feeling the future: experimental evidence for anomalous retroactive influences on cognition and affect. J Pers Soc Psychol. 2011 mar;100(3):407-25.
- Berntson GG, Norman GJ, Hawkley LC, Cacioppo JT. Spirituality and autonomic cardiac control. Ann Behav Med. 2008 apr;35(2):198-208.
- Bonilla E. Evidence that suggest the reality of reincarnation. Invest Clin. 2015 jun;56(2):215-40.
- Bormann JE, Aschbacher K, Wetherell JL, Roesch S, Redwine L. Effects of faith/assurance on cortisol levels are enhanced by a spiritual mantram intervention in adults with HIV: a randomized trial. J Psychosom Res. 2009 Feb;66(2):161-71.
- Borneman T, Ferrell B, Puchalski CM. Evaluation of the FICA Tool for Spiritual Assessment. J Pain Symptom Manage. 2010;40(2):163-73.
- Braam AW, Koenig HG. Religion, spirituality and depression in prospective studies: a systematic review. J Affect Disord. 2019 oct 1;257:428-38.
- Brabant O. More than meets the eye: toward a post-materialist model of consciousness. Explore (NY). 2016 sep-oct;12(5):347-54.
- Cacha LA, Poznanski RR. Genomic instantiation of consciousness in neurons through a biophoton field theory. J Integr Neurosci. 2014 jun;13(2):253-92.
- Carlson LE, Tamagawa R, Stephen J, Drysdale E, Zhong L, Speca M. Randomized-controlled trial of mindfulness-based cancer recovery versus supportive expressive group therapy amog distressed breast cancer survivors (MINDSET): long-term follow-up results. Psychooncology. 2016;25(7):750-9.
- Carpenter JK, Andrews LA, Witcraft SM, Powers MB, Smits JAJ, Hofmann SG. Cognitive behavioral therapy for anxiety and related disorders: A meta-analysis of randomized placebo-controlled trials. Depress Anxiety. 2018 Jun;35(6):502-14.
- Carneiro EM, Borges RMC, de Assis HMN, Bazaga LG, Tome JM, da Silva AP et al. Effect of complementary spiritist therapy on emotional status, muscle tension and wellbeing of inpatients with HIV/AIDS: a randomized controlled trial-single-blind. J Complement Integr Med. 2018 oct12;16(2):/j/jcim.2019.16.issue-2/jcim-2018-0057/jcim-2018-0057.xml.
- Ceylan ME, Donmez A, Unsalver BO, Evrensel A, Kaya Yertutanol FD. The soul, as an uninhibited mental activity, is reduced into consciousness by rules of quantum physics. Integr Psychol Behav Sci. 2017 dec;51(4):582-97.

- Chida Y, Steptoe A, Powell LH. Religiosity/spirituality and mortality. A systematic quantitative review. Psychother Psychosom. 2009;78(2):81-90.
- Collins FS, Morgan M, Patrinos A. The human genome project: lessons from large-scale biology. Science. 2003 apr 11;300(5617):286-90.
- Cozier YC, Yu J, Wise LA, VanderWeele TJ, Balboni TA, Argentieri MA et al. Religious and spiritual coping and risk of incident hypertension in the black women's health study. Ann Behav Med. 2018;52(12):989-98.
- Crocker RL, Hurwitz JT, Grizzle AJ, Abraham I, Rehfeld R, Horwitz R et al. Real-World Evidence from the Integrative Medicine Primary Care Trial (IMPACT): assessing patient-reported outcomes at baseline and 12-month follow-up. Evid Based Complement Alternat Med. 2019 jun 26;2019:8595409.
- Curcio CS, Lucchetti G, Moreira-Almeida A. Validation of the Portuguese version of the Brief Multidimensional Measure of Religiousness/Spirituality (BMMRS-P) in clinical and non-clinical samples. J Relig Health. 2015;54(2):435-48.
- Daher JC Jr, Damiano RF, Lucchetti AL, Moreira-Almeida A, Lucchetti G. Research on experiences related to the possibility of consciousness beyond the brain: a bibliometric analysis of global scientific output. J Nerv Ment Dis. 2017 jan;205(1):37-47.
- Dalla, CAP, Cazella S, Costa M. What do we know about the teaching of religiosity/spirituality in medical undergraduate curricula? An integrative review. MeD Ed Publish. 2016;5:20.
- Dalmida SG, Holstad MM, Diiorio C, Laderman G. Spiritual well-being, depressive symptoms, and immune status among women living with HIV/AIDS. Women Health. 2009 mar-may;49(2-3):119-43.
- Daly J, Fahey-McCarthy E, Timmins F. The experience of spirituality from the perspective of people living with dementia: a systematic review and meta-synthesis. Dementia (London). 2019 feb;18(2):448-70.
- de Campos RJDS, Lucchetti G, Lucchetti ALG, da Rocha Rbeiro TC, Chebli LA, Malaguti C et al. The impact of spirituality and religiosity on mental health and quality of life of patients with active crohn's disease. J Relig Health. 2019 mar 25.
- de Oliveira JAC, Anderson MIP, Lucchetti G, Avila PEV, Gonçalves LM. Approaching Spirituality Using the Patient-Centered Clinical Method. J Relig Health. 2019;58(1):109-18.
- Delmont R, Lucchetti G, Moreira-Almeida A, Farias M. Can the DSM-5 differentiate between nonpathological possession and dissociative identity disorder? A case study from an afro-brazilian religion. J Trauma Dissociation. 2016 may-jun;17(3):322-37.
- Dilmaghani M. Importance of Religion or Spirituality and Mental Health in Canada. J Relig Health. 2018 feb;57(1):120-35.
- Doolittle BR, Justice AC, Fiellin DA. Religion, spirituality, and HIV clinical outcomes: a systematic review of the literature. AIDS Behav. 2018 jun;22(6):1792-1801.
- Dossey L. Birthmarks and reicarnation. Explore (NY). 2015 jan-feb;11(1):1-4.
- Dossey L. Miracle Healings. Explore (NY). 2018 sep;14(5):315-20.
- Eggan K, Jaenisch R. Micromanipulating dosage compensation: understanding X-chromosome inactivation through nuclear transplantation. Semin Cell Dev Biol. 2003 dec;14(6):349-58.
- Egli D, Eggan K. Nuclear transfer into mouse oocytes. J Vis Exp. 2006 nov 30;(1):116.
- Feinstein M, Liu K, Ning H, Fitchett G, Lloyd-Jones DM. Incident obesity and cardiovascular risk factors between young adulthood and middle age by religious involvement: the coronary artery risk development in young adults (CARDIA) study. Prev Med. 2012;54(2):117-21.
- Ferraro KF, Kim S. Health benefits of religion among Black and White older adults? Race, religiosity, and C-reactive protein. Soc Sci Med. 2014 nov;120:92-9.

- Figueiredo PH. Mesmer, a ciência negada e os textos escondidos. 2. ed. São Paulo: Lachâtre; 2007. 640p.
- Georgiev DD, Glazebrook JF. The quantum physics of synaptic communication via the SNARE protein complex. Prog Biophys Mol Biol. 2018 jul;135:16-29.
- Gesselman AN, Bigatti SM, Garcia JR, Coe K, Cella D, Champion VL. Spirituality, emotion distress, and post-traumatic growth in breast cancer survivors and their partners: an actor-partner interdependence modeling approach. Psychooncolgy. 2017;26(10):1691-99.
- Ghanei Gheshlagh R, Sayehmiri K, Ebadi A, Dalvandi A, Dalvand S, Nourozi Tabrizi K. Resilience of patients with chronic physical diseases: a systematic review and meta-analysis. Iran Red Crescent Med J. 2016;18(7):e38562.
- Gomes FC, de Andrade AG, Izbicki R, Moreira Almeida A, Oliveira LG. Religion as a protective factor against drug use among Brazilian university students: a national survey. Braz J Psychiatry. 2013;35(1):29-37.
- Gonçalves JP, Lucchetti G, Menezes PR, Vallada H. Religious and spiritual interventions in mental health care: a systematic review and meta-analysis of randomized controlled clinical trials. Psychol Med. 2015 oct;45(14):2937-49.
- Gonçalves JP, Lucchetti G, Menezes PR, Vallada H. Complementary religious and spiritual interventions in physical health and quality of life: A systematic review of randomized controlled clinical trials. PLoS One. 2017 oct 19;12(10):e0186539.
- Gore A, Li Z, Fung HL, Young JE, Agarwal S, Antosiewicz-Bourget et al. Somatic coding mutations in human induced pluripotent stem cells. Nature. 2011 mar 3;471(7336):63-7.
- Goswami A. Consciousness and biological order: toward a quantum theory of life and its evolution. Integr Physiol Behav Sci. 1997 jan-mar;32(1):86-100.
- Goswami A, Todd D. Is there conscious choice in directed mutation, phenocopies, and related phenomena? An answer based on quantum measurement theory. Integr Physiol Behav Sci. 1997 apr-jun;32(2):132-42.
- Green ED, Watson JD, Collins FS. Human Genome Project: Twenty-five years of big biology. Nature. 2015 oct 1;526(7571):29-31.
- Greyson B. Incidence and correlates of near-death experiences in a cardiac care unit. Gen Hosp Psychiat. 2003,25:269-76.
- Greyson B. Implications of near-death experiences for a postmaterialist psychology. Psych Rel Spiritual. 2010;2:37-45.
- Grinberg-Zylberbaum J, Delaflor M, Attie L, Goswami A. The Einstein-Podolsky-Rosen paradox in the Brain: the transferred potential. Phisics Assays. 1994;7:422-8.
- Gunji YP, Shinohara S, Haruna T, Basios V. Inverse Bayesian inference as a key of consciousness featuring a macroscopic quantum logical structure. Biosystems. 2017 feb;152:44-65.
- Hameroff S, Penrose R. Consciousness in the universe: a review of the 'Orch OR' theory. Phys Life Rev. 2014 mar;11(1):39-78.
- Hameroff SR, Craddock TJ, Tuszynski JA. Quantum effects in the understanding of consciousness. J Integr Neurosci. 2014 jun;13(2):229-52.
- Harris RP, Helfand M, Woolf SH, Lohr KN, Mulrow CD, Teutsch SM et al; Methods Work Group, Third U.S. Preventive Services Task Force. Reprint of: Current Methods of the U.S. Preventive Services Task Force: A Review of the Process. Am J Prev Med. 2020 Mar;58(3):316-31.
- Hill TD, Ellison CG, Burdette AM, Taylor J, Friedman KL. Dimensions of religious involvement and leukocyte telomere length. Soc Sci Med. 2016;163:168-75.
- Hemmati R, Bidel Z, Nazarzadeh M, Valadi M, Erami E, Al Zaben F, Koenig HG et al. Religion, Spirituality and Risk of Coronary Heart Disease: A Matched Case-Control Study and Meta-Analysis. J Relig Health. 2019 aug;58(4):1203-16.

- Hodapp B, Zwingmann C. Religiosity/spirituality and mental health: a meta-analysis of studies from the german-speaking area. J Relig Health. 2019 dec;58(6):1970-98.
- Hoffman DD, Prakash C. Objects of consciousness. Front Psychol. 2014 jun 17;5:577.
- Hofmann SG, Smits JA. Cognitive-behavioral therapy for adult anxiety disorders: a meta-analysis of randomized placebo-controlled trials. J Clin Psychiatry. 2008 Apr;69(4):621-32.
- Holt-Lunstad J, Steffen PR, Sandberg J, Jensen B. Understanding the connection between spiritual well-being and physical health: an examination of ambulatory blood pressure, inflammation, blood lipids and fasting glucose. J Behav Med. 2011 dec;34(6):477-88.
- Houscham AM, Peterson CT, Mills PJ, Chopra D. The effects of stress and meditation on the immune systen, human mictobiota, and epigenetics. Adv Mind Body Med. 2017;31(4):10-25.
- Hulett JM, Armer JM, Leary E, Stewart BR, MacDaniel R, Smith K et al. Religiousness, spirituality, and salivary cortisol in breast cancer servivorship: a pilot study. Cancer Nure. 2018;41(2):166-75.
- Hybels CF, George LK, Blazer DG, Pieper CF, Cohen HJ, Koenig HG. Inflammation and coagulation as mediators in the relationships between religious attendance and functional limitations in older adults. J Aging Health. 2014 jun;26(4):679-97.
- Ichida JK, Kiskinis E, Eggan K. Shushing down the epigenetic landscape towards atem cell differentation. Development. 2010.
- Igamberdiev AU, Shklovskiy-Kordi NE. The quantum basis of spatio temporality in perception and consciousness. Prog Biophys Mol Biol. 2017 nov;130(Pt A):15-25.
- Ironson G, Kremer H, Lucette A. Relationship between spiritual coping and survival in patients with HIV. J Gen Intern Med. 2016 sep;31(9):1068-76.
- Jacobs TL, Eped ES, Lin J, Blackburn EH, Wolkowitz OM, Bridwell DA et al. Intensive medidation training, immune cell telomerase activity, and psychological mediators. Psychoneuroendocrinology. 2011;36(5):664-815.
- Jaenisch R, Hochedlinger K, Eggan K. Nuclear cloning, epigenetic reprogramming and cellular differentiation. Novartis Found Symp. 2005;265:107-18; discussion 118-28.
- Jamali M, Golshani M, Jamali Y. A proposed mechanism for mind-brain interaction using extended Bohmian quantum mechanics in Avicenna's monotheistic perspective. Heliyon. 2019 jul 27;5(7):e02130.
- Karam A, Clague J, Marshall K, Olivier J, Series FaH. The view from above: faith and health. Lancet. 2015;386(10005):e22-4.
- Kelley AS, Morrison RS. Palliative care for the Seriously Ill. N Engl J Med. 2015;373(8):747-55.
- Kelly EW, Arcangel D. An investigation of mediuns who claim to give information about deceased persons. J Nerv Ment Dis. 2011;19(9):11-7.
- Kleiman EM, Liu RT. Prospective prediction of suicide in a nationally representative sample: religious service attendance as a protective factor. Br J Psychiatry. 2014;204:262-6.
- Klemenc-Ketis Z, Kersnik J, Grmec S. The effect of carbon dioxide on near-death experiences in out-of-hospital cardiac arrest survivors: a prospective observational study. Crit Care. 2010;14:R56;1-7.
- Koenig HG. Religion, spirituality, and health: the research and clinical implications. ISRN Psychiatry. 2012 dec 16;2012:278730.
- Koenig HG. Religion, spirituality, and health: a review and update. Adv Mind Body Med. 2015 summer;29(3):19-26.
- Koenig HG, Hooten EG, Lindsay-Calkins E, Meador KG. Spirituality in medical school curricula: findings from a national survey. Int J Psychiatry Med. 2010;40(4):391-8.
- Koenig HG, Nelson B, Shaw SF, Saxena S, Cohen HJ. Religious involvement and telomere length in women family caregivers. J Nerv Ment Dis. 2016;204(1):36-42.

- Kremer H, Ironson G, Kaplan L, Stuetzele R, Baker N, Fletcher MA. Spiritual coping predicts CD4-cell preservation and undetectable viral load over four years. AIDS Care. 2015;27(1):71-9.
- Kruizinga R, Hartog ID, Jacobs M, Daams JG, Scherer-Rath M, Schilderman JB. The effect of spiritual interventions addressing existential themes using a narrative approach on quality of life of cancer patients: a systematic review and meta-analysis. Psychooncology. 2016 mar;25(3):253-65.
- Kyrios M, Ahern C, Fassnacht DB, Nedeljkovic, Moulding R, Meyer D. Therapist-Assisted Internet-based cognitive behavioral therapy versus progressive relaxation in obsessive-compulsive disorder: randomized controlled trial. J Med Internet Res. 2018 aug 8;20(8):e242.
- Lago-Rizzardi CD, de Siqueira JT, de Siqueira SR. Spirituality of chronic orofacial pain patients: case-control study. J Relig Health. 2014 aug;53(4):1236-48.
- Lee YR, Enright RD. A meta-analysis of the association between forgiveness of others and physical health. Psychol Health. 2019:1-18.
- Levine GN, Lange RA, Bairey-Merz CN, Davidson RJ, Jamerson K, Mehta PK et al. Meditation and cardiovascular risk reduction: a scientific statement from the American Heart Association. J Am Heart Assoc. 2017;6(10).
- Li S, Stampfer MJ, Williams DR, VanderWeele TJ. Association of religious service attendance with mortality among women. JAMA Intern Med. 2016;176(6):777-85.
- Li T, Tang H, Zhu J, Zhang JH. The finer scale of consciousness: quantum theory. Ann Transl Med. 2019 oct;7(20):585.
- Lindeman M, Blomqvist S, Takada M. Distinguishing spirituality from other constructs: not a matter of well-being but of belief in supernatural spirits. J Nerv Ment Dis. 2012;200(2):167-73.
- Liu RT, Hernandez EM, Trout ZM, Kleiman EM, Bozzay ML. Depression, social support, and long-term risk for coronary heart disease in a 13-year longitudinal epidemiological study. Psychiatry Res. 2017;251:36-40.
- Loureiro ACT, de Rezende Coelho MC, Coutinho FB, Borges LH, Lucchetti G. The influence of spirituality and religiousness on suicide risk and mental health of patients undergoing hemodialysis. Compr Psychiatry. 2018 jan;80:39-45.
- Lucchese FA, Koenig HG. Religion, spirituality and cardiovascular disease: research, clinical implications, and opportunities in Brazil. Rev Bras Cir Cardiovasc. 2013;28(1):103-28.
- Lucchetti G, Aguiar PR, Braghetta CC, Vallada CP, Moreira-Almeida A, Vallada H. Spiritist psychiatric hospitals in Brazil: integration of conventional psychiatric treatment and spiritual complementary therapy. Cult Med Psychiatry. 2012 mar;36(1):124-35.
- Lucchetti G, Daher JC jr, Iandoli D jr, Gonçalves JP, Lucchetti AL. Historical and cultural aspects of the pineal gland: comparison between the theories provide by spiritism in the 1940s and the current scientific evidence. Neuroendocrinol Lett. 2013;34 (8):745-55.
- Lucchetti G, de Oliveira RF, Gonçalves JP, Ueda SM, Mimica LM, Lucchetti Al. Effect of spiritist "passe" (spiritual healing) on growth of bacterial cultures. Complement Ther Med. 2013 dec;21(6):627-32.
- Lucchetti G, de Oliveira LR, Koenig HG, Leite JR, Lucchetti AL, Collaborators S. Medical students, spirituality and religiosity-results from the multicenter study SBRAME. BMC Med Educ. 2013;13:162.
- Lucchette G, Koening HG, Pinsky I, Laranjeira R, Vallada H. Religious beliefs and alcohol control policies: a Brazilian nationwide study. Braz J Psychiatry. 2014 jan-mar;36(1):4-10.
- Lucchetti G, Lucchetti AG, Badan-Neto AM, Peres PT, Moreira-Almeida A, Gomes C, Koening HG. Religiousness affects mental health, pain and quality of life in older people in an outpatient rehabilitation setting. J Rehabil Med. 2011 mar;43(4):316-22.

- Lucchetti G, Lucchetti AL, Bassi RM, Nobre MR. Complementary spiritist therapy: systematic review of scientific evidence. Evid Based Complement Alternat Med. 2011;2011:835945.
- Lucchetti G, Lucchetti AL. Spirituality, religion, and health: over the last 15 years of field research (1999-2013). Int J Psychiatry Med. 2014;48(3):199-215.
- Lucchetti G, Lucchetti AL, Koenig HG. Impact of spirituality/religiosity on mortality: comparison with other health interventions. Explore (NY).2011;7(4):234-8.
- Lucchetti G, Lucchetti AL, Espinha DC, Oliveira LR, Leite JR, Koening HG. Spirituality and health in the curricula of medical schools in Brasil. BMC Medical Education. 2012;12(78).
- Lucchetti G, Lucchetti AL, Vallada H. Measuring spirituality and religiosity in clinical research: a systematic review of instruments available in the Portuguese language. Sao Paulo Med J. 2013;131(2):112-22.
- Lukoff D, Lu F, Turner R. Toward a more culturally sensitive DSM-IV. Psychoreligious and psychospiritual problems. J Nerv Ment Dis. 1992 nov;180(11):673-82.
- Lutgendorf SK, Russel D, Ullrich P, Karris TB, Wallace R. Religious participation, interleukin-6, and mortality in older adults. Health Psychol. 2004 sep;23(5):465-75.
- Martial C, Cassol H, Charland-Versille V et al. Neurochemical models of near-death experiences: a large-scale study based on the semantic similarity of written reports. Elsevier. Consciousness and Cognition. 2019;69:52-69.
- Mathews HL, Janusck, LW. Epigenetics and psichoneuroimmunology: mechanisms and models. Brain Behav Immun. 2011;25(1):25-39.
- Medved Kendrick H. Are religion and spirituality barriers or facilitators to treatment for HIV: a systematic review of the literature. AIDS Care. 2017 jan;29(1):1-13.
- Miller L, Bansal R, Wickramaratne P, Hao X, Tenke CE, Weissman MM et al. Neuroanatomical correlates of religiosity and spirituality: a study in adults at high and low familial risk for depression. JAMA Psychiatry. 2014 feb;71(2):128-35.
- Miller L, Wickramaratne P, Gameroff MJ, Sage M, Tenke CE, Weissman MM. Religiosity and major depression in adults at high risk: a ten-year prospective study. Am J Psychiatry. 2012 jan;169(1):89-94.
- Monod S, Brennan M, Rochat E, Martin E, Rochat S, Büla CJ. Instruments measuring spirituality in clinical research: a systematic review. J Gen Intern Med. 2011;26(11):1345-57.
- Moraes LJ, Miranda MB, Loures LF, Mainieri AG, Mármora CHC. A systematic review of psychoneuroimmunology-based interventions. Psychol Health Med. 2018 Jul;23(6):635-52.
- Moreira-Almeida A. Implications of spiritual experiences to the understanding of mind-brain relationship. Asian J Psychiatr. 2013 Dec;6(6):585-9.
- Moreira-Almeida A, Cardena E. Differential diagnosis between non-pathological psychotic and spiritual experiences and mental disorders: a contribution from Latin American studies to the ICD-11. Braz J Psychiatry. 2011 may;33(Suppl 1):S21-36
- Moreira-Almeida A, Koenig HG, Lucchetti G. Clinical implications of spirituality to mental health: review of evidence and practical guidelines. Braz J Psychiatry. 2014;36(2):176-82.
- Moreira-Almeida A, Lotufo Neto F, Cardena E. Comparison of brazilian spiritist mediumship and dissociative identity disorder. J Nerv Ment Dis. 2008;19(6):420-24.
- Moreira-Almeida A, Lucchetti G. Panorama das pesquisas em ciência, saúde e espiritualidade. Ciência e Cultura. 2016;1(68).
- Moreira-Almeida A, Sharma A, van Rensburg BJ, Verhagen PJ, Cook CC. WPA Position Statement on Spirituality and Religion in Psychiatry. World Psychiatry. 2016 feb;15(1):87-8.
- Mossbridge J, Tressoldi P, Utts J. Predictive physiological anticipation preceding seemingly unpredictable stimuli: a meta-analysis. Front Psychol. 2012 oct 17;3:390.

- Nuevo R, Chatterji S, Verdes E, Naidoo N, Arango C, Ayuso-Mateos JL. The continuum of psychotic symptoms in the general population: a cross-national study. Schizophr Bull. 2012 may;38(3):475-85.
- Osório IHS, Gonçalves LM, Pozzobon PM, Gaspar Júnior JJ, Miranda FM, Lucchetti ALG et al. Effect of an educational intervention in "spirituality and health" on knowledge, attitudes, and skills of students in health-related areas: a controlled randomized trial. Med Teach. 2017 oct;39(10):1057-1064.
- Ooi SL, Giovino M, Pak SC. Transcendental meditation for lowering blood pressure: an overview of systematic reviews and meta-analyses. Complement Ther Med. 2017;34:26-34.
- Ost LG, Havnen A, Hansen B, Kvale G. Cognitive behavioral treatments of obsessive-compulsive disorder. A systematic review and meta-analysis of studies published 1993-2014. Clin Psychol Rev. 2015 aug;40:156-69.
- Oxford Centre for Evidence-based Medicine. Levels of evidence and grades of recommendations. Disponível em: http://cebm.jr2.ox.ac.uk/docs/ levels.html. Acesso em: 16 abr. 2021.
- Palmieri A, Calvo V, Kleinbub JR, Meconi F, Marangoni M, Barilavo P et al. "Reality" of near-death-experience memories: evidence from a psychodynamic and electrophysiological integrated study. Human Neuroscience. 2014 jun 19;8:429.
- Panzini RG, Maganha C, Rocha NS, Bandeira DR, Fleck MP. Brazilian validation of the Quality of Life Instrument/spirituality, religion and personal beliefs. Rev Saude Publica. 2011;45(1):153-65.
- Paquette V, Beauregard M, Beaulieu-Prévost D. Effect of a psychoneurotherapy on brain electromagnetic tomography in individuals with major depressive disorder. Psychiatry Res. 2009 dec 30;174(3):231-9.
- Paquette V, Lévesque J, Mensour B, Leroux JM, Beaudoin G, Bourgouin P et al. Change the mind and you change the brain: effects of cognitive-behavioral therapy on the neural correlates of spider phobia. Neuroimage. 2003 feb;18(2):401-9.
- Parana D, Rocha AL, Freire ES, Lotufo F, Moreira-Almeida A. An empirical investigation of alleged mediumistic writing: a case study of Chico Xavier's letter. The Journal of Nervous and Mental Disease. 2019.
- Parnia S. Death and consciousness-an overview of the mental and cognitive experience of death. Ann N Y Acad Sci. 2014 nov;1330:75-93.
- Parnia S. Aware-awareness during resuscitation a prospective study. Resuscitation. 2014. PMID: 25301715 clinical trial.
- Patel JK, Schoenfeld E, Parnia S, Singer Aj, Edelmam N. Venoarterial extracorporeal membrane oxygeneration in adults with cardiac arrest. J Intensive Care Med. 2016 jul;31(6):359-68.
- Patel S, Klagholz S, Peterson CT, Weiss L, Chopra D, Mills PJ. Psychosocial effects of a holistic ayurvedic approach to well-being in health and wellness courses. Glob Adv Health Med. 2019 apr 29;8:2164956119843814.
- Paulson S, Becker LB, Parnia S, Mayer SA. Reversing death: the miracle of modern medicine. Ann NY Acad Sci. 2014 nov;1330:4-18.
- Paulson S, Fenwick P, Neal M, Nelson K, Parnia S. Experience death: an insider's perspective. Ann N Y Acad Sci. 2014 nov;1330:40-57.
- Paulson S, Gates SJ Jr, Wertheim M. The mystery of our mathematical universe. Ann NY Acad Sci. 2019 dec;1458(1):9-25.
- Penrose R. Consciousness, the brain, and spacetime geometry: an addendum. Some new developments on the Orch OR model for consciousness. Ann NY Acad Sci. 2001 apr;929:105-10.
- Peres JF, Moreira-Almeida A, Caixeta L, Leão F, Newberg A. Neuroimaging during trance state: a contribution to the study of dissociation. PLoS One. 2012;7(11):e49360.

- Peres MFP, Kamei HH, Tobo PR, Lucchetti G. Mechanisms behind religiosity and spirituality's effect on mental health, quality of life and well-being. J Relig Health. 2018 oct;57(5):1842-55.
- Popp FA. Cancer growth and its inhibition in terms of coherence. Electromagn Biol Med. 2009;28(1):53-60.
- Popp FA. Properties of biophotons and their theoretical implications. Indian J Exp Biol. 2003 may;41(5):391-402.
- Prada ILS, Iandoli JR D, Lopes SLS. O cérebro triúno a serviço do espírito. São Paulo: AME-Brasil; 2017. 561p.
- Puchalski CM, Vitillo R, Hull SK, Reller N. Improving the spiritual dimension of whole person care: reaching national and international consensus. J Palliat Med. 2014;17(6):642-56.
- Rafferty KA, Billing AK, Mosack KE. Spirituality, religion, and health: the role of communication, appraisals, and coping for individuals living with chronic illness. J Relig Health. 2015 oct;54(5):1870-85.
- Rasmussen KR, Stackhouse M, Boon SD, Comstock K, Ross R. Meta-analytic connections between forgiveness and health: the moderating effects of forgiveness-related distinctions. Psychol Health. 2019;1-20.
- Reagen EM, Nguyen RT, Ravishankar ST, Chabra V, Fuentes B, Spiegel R et al. Monitoring the relationsship between changes in cerebral oxygenation and electroencephalography patterns during cardiopulmonary resuscitation: a feasibility study. Crit Care Med. 2018 may;46(5):757-63.
- Redwine LS, Henry BL, Pung MA, Wilson K, Chinh K, Knight B et al. Pilot randomized study of a gratitude journaling intervention on heart rate variability and inflammatory biomarkers in patients with stage B heart failure. Psychosom Med. 2016;78(6):667-76.
- Rezende-Pinto A, Moreira-Almeida A, Ribeiro M, Laranjeira R, Vallada H. The effect of religiosity during childhood and adolescence on drug consumption patterns in adults addicted to crack cocaine. BJPsych Open. 2018 sep;4(5):324-331.
- Ribeiro MRC, Carvalho AG, Silva AF, Silva AM, Iandoli Jr D, Gonçalves LM et al. Cartas ao Dr. Bezerra de Menezes. São Paulo: AME-Brasil; 2017. 384p.
- Richards TL, Kosak L, Johnson C, Standish LJ. Repicable functional magnetic resonance imaging evidence of correlated brain signals between physically and sensory isolated subjects. The Journal of Aternative and Complementary Medicine. 2005;11(6):955-63.
- Rocha AC, Paraná D, Freire ES, Lotufo Neto F, Moreora-Almeida A. Investigating the fit and accuracy of alleged mediumistic writing: a case study of Chico Xavier's letters. Explore (NY). 2014 sep-oct;10(5):300-8.
- Rosmarin DH, Moreira-Almeida A, Koening H. Religion and psychotic experiences. Acta Psychiatr Scand. 2018 aug;138(2):173.
- Rosmarin DH, Pargament KI, Koenig HG. Spirituality and mental health: challenges and opportunities. Lancet Psychiatry. 2020 feb 20;s2215-0366(20)30048-1.
- Sajod M, Niazi N, Khosbravi S, Yoghobi A, Rezaei M, Koenig HG. Effect of spiritual counseling on spiritual well-being in Iranion women with cancer: a randomized clinical trial. Complement Ther Clin Pract. 2018;30(2):79-84.
- Salgado MRC (org.). Saúde integral: uma interação entre ciência e espiritualidade. São Paulo: AME-Brasil; 2017. 480p.
- Salmoirago-Blotcher E, Fitchett G, Hovey KM, Schnall E, Thomson C, Andrews CA et al. Frequency of private spiritual activity and cardiovascular risk in postmenopausal women: the Women's Health Initiative. Ann Epidemiol. 2013;23(5):239-45.
- Sanchez-Gonzalez MA, May RW, Koutnik AP, Fincham FD. Impact of negative affectivity and trait forgiveness on aortic blood pressure and coronary circulation. Psychophysiology. 2015;52(2):296-303.

- Sheldrake R. Setting science free from materialism. Explore (NY). 2013 jul-aug;9(4):211-8.
- Schimidt S. Can we help just by good intentions? A meta-analysis of experiments on distant intention effects. J Altern Complement Med. 2012 jun;18(6):529-33.
- Schlebusch KP, Maric-Oehler W, Popp FA. Biophotonics in the infrared spectral range reveal acupuncture meridian structure of the body. J Altern Complement Med. 2005 feb;11(1):171-3.
- Schmind G, Uberbacher R, Samaras T, Tschabitscher M, Mazal PR. The dielectric properties of human pineal gland tissue and RF absorption due to wireless communication devices in the frequency range 400-1850 mhz. Phys Med Biol. 2007;52(17):5457-68.
- Schwartz GE. What is the nature of a post-materialist paradigm? Three types of theories. Explore (NY). 2016 mar-apr;12(2):123-7.
- Schwartz JM, Stapp HP, Beauregard M. Quantum physics in neuroscience and psychology: a neurophysical model of mind-brain interaction. Philos Trans R Soc Lond B Biol Sci. 2005 jun 29;360(1458):1309-27.
- Selesnick S, Piccinini G. Quantum-like behavior without quantum physics III: Logic and memory. J Biol Phys. 2019 dec;45(4):335-366.
- Sinha N, Parnia S. Monitoring the brain after cardiac arrest: a new era. Curr Neurol Neurosci Rep. 2017 aug;17(8):62.
- Sleutjes A, Moreira-Almeida A, Greyson B. Almost 40 years investigating near-death experiences: an overview of mainstream scientific journals. J Nerv Ment Dis. 2014 nov;202(11):833-6.
- Sociedade Brasileira de Cardiologia (SBC). Grupo de estudos em espiritualidade e medicina cardiovascular (GEMCA). Diretriz de prevenção. Espiritualidade e Saúde. maio 2019. 27p.
- Stevenson I. Birthmarks and birth defects corresponding to wounds on deceased persons. Journal of Scientific Exploration. 1993;7(4):403-16.
- Stevenson I. Past lives of twins. Lancet. 1999 apr 17;353(9161):1359-60.
- Stevenson I. Half a career with the paranormal. Rev Psiq Clin. 2007;34:150-5.
- Stevenson I, Keil J. The stability of assessments of paranormal conections in reincarnation-type cases. Journal of Scientific Exploration. 2000;14(3):365-82.
- Steinhauser KE, Fitchett G, Handzo GF, Johnson KS, Koenig HG, Pargament KI et al. State of the science of spirituality and palliative care research part i: definitions, measurement, and outcomes. J Pain Symptom Manage. 2017;54(3):428-40.
- Storm L, Tressoldi PE, Risio LD. A meta-analysis with nothing to hide: reply to Hyman (2010). Psychol Bull. 2010 jul;136(4):491-4.
- Stroppa A, Colugnati FA, Koening HG, Moreira-Almeida A. Religiosity, depression, and quality of life in bipolar disorder: a two-year prospective study. Braz J Psychiatry. 2018 jul-sep;40(3):238-43.
- Svob C, Liu J, Wickramaratne P, Hao X, Tati A, Kayser J et al. Neuroanatomical correlates of familial risk-for-depression and religiosity/spirituality. Spiritual Clin Pract (Wash DC). 2017 mar;4(1):32-42.
- Thonnard M, Charland-Verville V, Bredort S, Dehon H, Ledoux D et al. Characteristics of near-death experiences memories as compared to real and imagined events memories. PLoS ONE. 2013;8(3):e57620.
- Tippett K, Metzinger T, Yhompson E, van Lommel P. To be or not to be: the self as ilusion. Ann NY Acad Sci. 2011 oct;1234:5-18.
- Tonello L, Gashi B, Scuotto A, Cappello G, Cocchi M, Gabrielli F, Tuszynski JA. The gastrointestinal-brain axis in humans as an evolutionary advance of the root-leaf axis in plants: a hypothesis linking quantum effects of light on serotonin and auxin. J Integr Neurosci. 2018;17(2):177-83.
- Torday JS. The singularity of nature. Prog Biophys Mol Biol. 2019 mar;142:23-31.

- Tucker JB. The case of James Leininger: an american case of the reincarnation type. Explore (NY). 2016;12(3):200-7.
- Tucker JB. Children's reports of past-life memories: a review. Explore (NY). 2008;4(4):244-8.
- van der Straten A, Huyser C, Wolters L, Denys D, van Wingen G. Long-term effects of cognitive behavioral therapy on planning and prefrontal cortex function in pediatric obsessive-compulsive disorder. Biol Psychiatry Cogn Neurosci Neuroimaging. 2018 Apr;3(4):320-28.
- van Lommel PR, Van Wees R, Meyers, El erich I. Near-death experience in survivors of cardiac arrest: a prospective study in the Netherlands. Lancet. 2001;358:2039-45.
- van Lommel P. About the continuity of our consciousness. Adv Exp Med Biol. 2004; 550:115-32.
- van Lommel P. Near-death experiences: the experiences of the self as real and not as an illusion. Ann N Y Acad Sci. 2011oct;1234:19-28.
- van Lommel P. Getting comfortable with near-death experiences: dutch prospective research on near-death experiences during cardiac arrest. Mo Med. 2014 mar-apr; 111(2):126-31.
- van Lommel P. Near-death experiences. Mo Med. 2015 mar-apr;112(2):109.
- Vander Weele TJ, Balboni TA, Koh HK. Health and Spirituality. JAMA. 2017;318(6):519-20.
- Vander Weele TJ, Li S, Tsai AC, Kawachi I. Association between religious service attendance and lower suicide rates among US women. JAMA Psychiatry. 2016;73(8):845-51.
- Vander Weele TJ, Yu J, Cozier YC, Wise L, Argentieri MA, Rosenberg L et al. Attendance at religious services, prayer, religious coping, and religious/spiritual identity as predictors of all-cause mortality in the black women's health study. Am J Epidemiol. 2017;185(7):515-22.
- Verma M, Banerjee HN. Epigenetic inhibitors. Methods Mol Biol. 2015;1238:469-85.
- Vermandere M, De Lepeleire J, Smeets L, Hannes K, Van Mechelen W, Warmenhoven F et al. Spirituality in general practice: a qualitative evidence synthesis. Br J Gen Pract. 2011;61(592):e749-60.
- Vieten C, Wahbeh H, Cahn BR, MacLean K, Estrada M, Mills P et al. Future directions in meditation research: recommendations for expanding the field of contemplative science. PLoS One. 2018;13(11):e0205740.
- Vinhosa Bastos MA Jr, Haidamus de Oliveira Bastos PR, Dos Santos ML, Iandoli D Jr, Boschi Portella R, Lucchetti G. Comparing the detection of endogenous psychedelics in individuals with and without alleged mediumistic experiences. Explore (NY). 2018 nov;14(6):448-52.
- Vitorino LM, Lucchetti G, Leão FC, Vallada H, Peres MFP. The association between spirituality and religiousness and mental health. Sci Rep. 2018 nov 22;8(1):17233.
- Von Haesler NT, Beauregard M. Near-death experiences in cardiac arrest: implications for the concept of non-local mind. Rev Psiq Clin. 2013;40(5):197-202.
- Wackermanna J, Seiterb C, Keibelb H, Walachb H. Correlations between brain electrical activities of two spatially separated human subjects. Neuroscience Letters. 2003;336:60-4.
- Waterland RA, Jirtle RL. Transposable elements: targets for early nutritional effects on epigenetic gene regulation. Mol Cell Biol. 2003 aug;23(15):5293-300.
- Wang CW, Chow AY, Chan CL. The effects of life review interventions on spiritual well-being, psychological distress, and quality of life in patients with terminal or advanced cancer: a systematic review and meta-analysis of randomized controlled trials. Palliat Med. 2017 dec;31(10):883-94.
- Weber SR, Pargament KI. The role of religion and spirituality in mental health. Curr Opin Psychiatry. 2014 sep;27(5):358-63.
- World Health Organization (WHO). Mental health: new understanding, new hope. Geneva: WHO; 1999.

- Zhang J, Xu R, Wang B, Wang J. Effects of mindfulness-based therapy of patients with breast cancer: a systematic review and meta-analysis. Complement Ther Med. 2016;26(6):1-10.
- Zimmer Z, Jagger C, Chiu CT, Ofstedal MB, Rojo F, Saito Y. Spirituality, religiosity, aging and health in global perspective: a review. SSM Popul Health. 2016 may 10;2:373-81.

2

Religião, Espiritualidade e Religiosidade – Significados e Diferenças Conceituais

- Alexandre Serafim

A história mostra que a importância da religião na vida das pessoas é um fato incontestável. E a ciência mostra que a forma como ela é cultuada pode desencadear impactos benéficos ou maléficos, tanto para a saúde física quanto para a mental, devendo o estudo e melhor conhecimento desse assunto ser uma necessidade na formação médica ou de qualquer profissional da área da saúde. Para tanto, é fundamental o conhecimento do significado ou sentido das palavras "religião", "espiritualidade" e "religiosidade".

Porém, entrar nesse assunto é quase como entrar em um labirinto, pois definições e conceitos nesse campo podem diferir de acordo com as culturas ou a concepção individual de quem professa uma fé ou busca um mecanismo de espiritualização.

Além das perspectivas teológica, sociológica e psicológica que o tema impõe, observa-se a sobreposição de ideias entre religiosidade e espiritualidade, por vezes com limites mal definidos entre ambas. E o envolvimento de aspectos internos e externos, gerando os contrapontos entre pensamentos *versus* comportamentos religiosos e espirituais.

Assim, este capítulo tenta abranger esses conceitos e significados junto à literatura, de modo que possam proporcionar caminhos que facilitem o entendimento.

Religião

A etimologia da palavra "religião" tem origem no latim, havendo controvérsias entre pelo menos três palavras:

- *Relegere*: o prefixo "*re*" está relacionado com reforçar uma ideia e "*legere*" com o verbo "ler". O sentido dessa palavra está associado ao ato constante de ler, reler e interpretar textos sagrados ou bíblicos.
- *Religare*: o "*re*" está se referindo ao sentido de "outra vez ou de novo" e "*ligare*" ao sentido de "ligar – unir – vincular". No seu contexto, dá origem ao significado: "atender ao chamado".
- *Religio*: o contexto tem o significado de "respeito pelo sagrado", ou, também, "louvor e reverência aos deuses".

Em todos os significados, a religião seria um mecanismo de busca ou culto por algo sagrado ou superior. Com a intenção de conduzir por essa procura, as religiões, na sua maioria, desenvolveram uma estrutura organizacional, geralmente hierárquica, formal e institucional. Nesse processo, é oferecido ou devoto um sistema de princípios, rituais, crenças, dogmas e leituras específicas, a serem seguidos e cultuados como forma de atingir um objetivo comum de louvar, reverenciar ou tentar unir-se ao que está em condição muito superior ou divina. Assim, a religião passa a ter o caráter de uma ordem social e cultural, em que cada uma desenvolve seus códigos, crenças e símbolos próprios, o que faz com que tenham suas particularidades bem definidas, as quais os adeptos devem seguir de modo individual ou coletivo. Nesse tipo de organização, é comum haver oferta de serviços, como matrimonial, iniciações, cursos, sermões, serviço funerário, entre outros, podendo assumir diferentes formas conforme as diferentes culturas.

A religião adota um aspecto mais formal e uniformizado, no qual o indivíduo se sujeita à autoridade que o sistema representa, aceitando suas tradições, fundamentos e código moral de condutas, que deve ser seguido por todos. Dessa maneira, a religião permite um mecanismo de medição da religiosidade do indivíduo, e o quanto isso o afeta os aspectos familiar, social, pessoal, físico, mental etc.

Espiritualidade

É um termo de difícil definição, em virtude de ter se popularizado ao longo do tempo e ser encontrado em muitas culturas e sociedades, o que naturalmente torna-o complexo e multidimensional. A espiritualidade arremete a uma característica mais individual e subjetiva, não dogmática ou organizacional. Dessa maneira, é uma busca ao sagrado não sistemática, permitindo maior liberdade ao indivíduo na sua caminhada espiritual, prescindindo de uma autoridade representativa. Pode estar associada a uma religião, mas também se estende a indivíduos não religiosos.

Em seu contexto, está mais associada às questões comportamentais e filosóficas, com importante influência de experiências vivenciais do ser, gerando questionamentos, como o propósito de vida ou a busca por seu significado, ou, ainda, os valores pelos quais a pessoa se pauta.

A espiritualidade, por sua forte conexão com esperança, fé, paz interior e amor pela vida, nas suas diversas interpretações, pode se desenvolver por um estado espiritual interno, com ou sem a crença espiritual em determinada religião. O interessante no termo "espiritualidade" é a possibilidade da sua relação com a natureza, a arte ou a música, como meios de conexão espiritual. Em outras palavras, suas definições podem variar, mas sempre dentro de um princípio de busca da paz interior, admiração e reverencia, além de associada a algo bom, que causa conforto, com ou sem a necessidade de uma religião.

Em resumo, essas colocações entre religião e espiritualidade mostram meios de busca muito particulares: por um lado, existe um domínio mais restrito e institucional, com características de padrão dogmático, e, por outro, há um domínio mais amplo, individual e espiritual, com uma abertura maior às questões místicas e não dogmáticas, dando maior liberdade na busca de cada um. Porém, quando bem entendidas e corretamente aplicadas, podem trazer efeitos semelhantes, como bem-estar, melhor enfrentamento de adversidades, melhora na qualidade de vida e sentimentos de perdão e gratidão, os quais a ciência mostra serem benéficos ao corpo e à mente.

Religiosidade

Por estar associada tanto à religião quanto à espiritualidade, a definição de religiosidade torna-se ainda mais difícil.

Pode-se considerar "religiosidade" o termo que indica o quanto um indivíduo acredita, segue e pratica uma religião, ou o quanto suas crenças influenciam em sua vida ou a forma como convive em sua sociedade, no inter-relacionamento com outras pessoas. Nesse sentido, a religiosidade pode ser a relação de comprometimento do indivíduo nos meios pelos quais busca sua transcendência ao que considera sagrado.

Dessa maneira, a religiosidade pode ter um caráter intrínseco, relacionada com a busca por valores internos ou sentido para a vida de forma independente, estando mais próxima das definições de espiritualidade; ou um caráter extrínseco, quando o indivíduo busca se espiritualizar por mecanismos externos, como os oferecidos pelas religiões. Nesse caso, a religiosidade é a reunião das virtudes ou dos preceitos éticos incorporados a partir de uma proposta institucionalizada e organizacional.

Conclusão

Palavras não expressam integralmente um sentido para o que acreditamos ou para o que nos completa na busca pelo equilíbrio espiritual. O importante é termos um meio ou caminho que nos auxilie no enfrentamento das dificuldades que a vida impõe das mais variadas formas. Acreditar em algo superior nos inspira e impulsiona a uma melhora holística, global – mente, corpo e espírito –, podendo ao longo do tempo, pela fé e esperança, seja pelos mecanismos intrínsecos ou extrínsecos, levar--nos a uma proposta maior: alcançar a paz e a felicidade tão almejada.

Bibliografia consultada

- Costa ARS, Sabião RM, Ferreira GBP. Psicologia, religião e espiritualidade. Psicologia e Saúde em Debate. 2019 jul;X(1):43-51.
- Dias CMBLC. Religiosidade intrínseca e extrínseca: implicações no bem-estar subjetivo de adultos de meia idade [tese de mestrado em psicologia]. Lisboa: Universidade de Lisboa; 2011. Disponível em: http://hdl.handle.net/10415/5131. Acesso em: 05 abr. 2021.
- Koenig HG. Medicina, religião e saúde. O encontro da ciência e da espiritualidade. Porto Alegre: L&PM; 2012.
- Mazzarolo I. Anais do III Encontro nacional do GT história das religiões e das religiosidades – ANPUH. Questões teórico-metodológicas no estudo das religiões e religiosidades. Revista Brasileira de História das Religiões. (Maringá) 2011 jan;3(9). Disponível em: http://www.chi.uem.br/gtreligiao/pub.html. Acesso em: 05 abr. 2021.
- Peres JFP, Simão MJP, Nasello AG. Espiritualidade, religiosidade e Psicoterapia. Rev Psiq Clin. 2007;34(1):136-45.
- Silva RR, Siqueira D. Espiritualidade, religião e trabalho no contexto organizacional. Psicologia em Estudo. 2009 jul/set;14(3):557-64.
- Siqueira D. O labirinto religioso ocidental. Da religião à espiritualidade. Do institucional ao não convencional. Sociedade e Estado (Brasília). 2008 maio/agosto;23(2):425-62.
- Vitorio LM, Lucchetti G, Leão FC, Vallada H, Peres MFP. The association between spirituality and religiousness and mental health. Sci Rep. 2018 nov;8(1):17233.
- Zimmer Z, Jagger C, Chiu CT, Ofstedal MB, Rojo F, Saito Y. Spirituality, religiosity, aging and health in global perspective: a review. SSM Popul Health. 2016 dec;2:373-81.
- Zimmer Z, Rojo F, Ofstedal MB, Chiu CT, Saito Y, Jagger C. Religiosity and health: a global comparative. SSM Popul Health. 2019 apr 7.

3
Qualidade de Vida e Espiritualidade

■ Cesar Augusto Cardoso

O termo "qualidade de vida" (QV) ganhou importância na literatura médica a partir da década de 1960, com a criação de inúmeros instrumentos para mensurar e meios para melhorar a QV. A partir de então, transformou-se em um importante parâmetro do cuidado e do tratamento médico, visto que os avanços da medicina propiciaram aumento da expectativa de vida, muitas vezes em detrimento de sua qualidade; assim, as medidas de morbidade e mortalidade não eram mais suficientes para quantificar as mudanças na saúde da população.

A definição de QV é desafiadora, havendo diferentes abordagens para sua definição, entre elas as baseadas nas necessidades humanas, no bem-estar subjetivo, nas expectativas e na satisfação com a vida. Além da análise subjetiva, alguns autores argumentam que fatores objetivos devem ser incluídos. Apesar das divergências na sua definição, existe um consenso considerável de que a QV é multidimensional, definida pela Organização Mundial da Saúde (OMS) como "um conceito amplo e afetado de maneira complexa pela saúde física, o estado psicológico, o nível de independência, as relações sociais e o seu relacionamento com características importantes de seu ambiente". Os fatores subjetivos da QV são influenciados pela cultura na qual o indivíduo está inserido, pois diferentes culturas tendem a enfatizar diferentes aspectos como fundamentais na determinação da QV. Assim, com a retirada do foco na doença, tem ocorrido um empoderamento da resiliência, esperança, sabedoria, criatividade, coragem e espiritualidade na melhora da QV, sendo a importância das questões espirituais reconhecida e incorporada à avaliação da QV. Em uma revisão sistemática das pesquisas sobre QV e espiritualidade, publicadas entre 2006 e 2016, conclui-se que há dados consistentes apoiando a existência de uma relação positiva entre elas.

A QV pode ser geral ou relacionada com a saúde (QVRS), a qual é associada a alguma condição específica de saúde ou doença. A sua definição também é problemática, havendo na literatura pelo menos quatro tentativas de definição:

1. QVRS é a maneira como uma pessoa funciona em sua vida, e seu bem-estar percebido em termos físicos, mentais e domínios sociais da saúde.
2. QV incorpora todos os fatores que impactam a vida do indivíduo, enquanto a QVRS inclui apenas fatores que fazem parte da saúde.
3. QVRS abrange os aspectos do bem-estar autopercebido que estão relacionados ou são afetados pela presença de doença ou tratamento.
4. QVRS está focada no valor da saúde, onde zero é igual a morto e um é a saúde total. Valores menores que um são destinados a refletir a perda de QV relacionada com problemas de saúde.

A seguir, são descritas as principais evidências científicas acerca do tema.

Doenças cardiovasculares

São as principais causas de morbidade e mortalidade no mundo e estão associadas a inúmeros sintomas físicos que influenciam a QV, sendo a religiosidade ou a espiritualidade (RE) aspectos importantes e altamente pessoais da experiência com essas doenças, fornecendo estratégias vitais para o seu enfrentamento. Estudos sobre a relação entre RE e QV entre pacientes com várias formas de doenças cardiovasculares (DCV) demonstraram, no entanto, resultados mistos. Em uma revisão sistemática de artigos publicados de 2002 a 2017, constatou-se que, dos 15 estudos incluídos, 10 relataram uma associação positiva significativa entre RE e QV, com maior bem-estar espiritual, religiosidade intrínseca e frequência à igreja relacionada positivamente com o bem-estar mental e emocional, enquanto o restante dos estudos apontou associações negativas ou nulas. Concluiu-se que a RE aumenta a autoestima, gera emoções positivas e promove práticas positivas de autocuidado, incentivando o indivíduo a abster-se de práticas pouco saudáveis de estilo de vida, que, por sua vez, promovem o bem-estar. Em 2019, o Grupo de Estudos em Espiritualidade e Medicina Cardiovascular da Sociedade Brasileira de Cardiologia (SBC) lançou a primeira diretriz de uma sociedade médica no mundo sobre espiritualidade na prevenção de DCV (evidência A).

Geriatria

Nos últimos tempos, tem havido um aumento da expectativa de vida entre os brasileiros, com um consequente envelhecimento populacional. E, com o envelhecimento, ocorrem decaimento da disposição física, agravamento da condição de saúde, isolamento social com distanciamento de familiares, dificuldades financeiras, perda de entes queridos, proximidade com a morte e, em última análise, dependência financeira, física e psicológica. Isso acaba impactando de maneira negativa na QV e traz alguns questionamentos: Estamos envelhecendo com qualidade? Qual o custo desse aumento da expectativa de vida na QV? Como a espiritualização pode auxiliar na manutenção ou recuperação da QV?

Um estudo que seguiu 268 idosos demonstrou que o enfrentamento religioso ou espiritual (ERE) foi um preditor de mudança na saúde mental e física. O ERE positivo foi associado à melhora na saúde, enquanto o negativo à piora. Concluiu-se que os pacientes em conflitos com questões religiosas são mais propensos a desenvolver problemas de saúde, pois tendem a utilizar mais o ERE negativo. Em uma metanálise com o tema espiritualidade e QV em idosos, observou-se que níveis mais altos de RE eram relacionados com melhor QV (evidência B).

Insuficiência renal crônica

A insuficiência renal crônica (IRC) terminal e seus tratamentos podem influenciar as dimensões biológicas, psicológicas, econômicas, culturais e sociais dos pacientes e interferir na sua QV. Uma metanálise de 2019, que analisou 50 artigos publicados entre 1988 e 2018, concluiu que a RE em pacientes em diálise tem um impacto positivo na maioria dos parâmetros de QV (menores índices de depressão, suicídio e alto bem-estar) e sugeriu que as diretrizes de nefrologia sobre cuidados paliativos (CP) devem incluir recomendações específicas sobre suporte de RE (evidência A).

HIV/Aids

É uma infecção crônica que transcende o domínio biológico e afeta as relações sociais, a saúde mental, os aspectos financeiros e a QV. Com a melhora nos tratamentos, o HIV/Aids se transformou em uma doença crônica e, portanto, aumentou a necessidade de uma visão integral que considere a QV nos cuidados médicos. Em uma metanálise de 33 estudos de 2002 a 2012 sobre o impacto do HIV/Aids na QV, concluiu-se que um bom escore de espiritualidade impacta positivamente na QV por fornecer esperança para superar dificuldades, lidar melhor com o estresse e melhorar o autocuidado com melhor aderência ao tratamento (evidência A).

Cuidados paliativos

Doenças terminais causadas por câncer avançado, falências orgânicas e Aids causam sofrimento físico e espiritual. Cerca de metade dos pacientes apresenta angústia espiritual, exacerbando a percepção de ansiedade, perda de sentido da vida, sensação de perda e falta de suporte com forte impacto na QV. Nos CP, muda-se o objetivo de curar para cuidar, buscando conforto e a melhor QV possível. Não se pode realizar os CP sem um atendimento multiprofissional humanizado, centrado no paciente. A abordagem da espiritualidade na prática clínica pela anamnese espiritual auxilia na identificação da angústia espiritual e pode ser o primeiro passo para o seu enfrentamento. O bem-estar espiritual é um dos fatores que causam o maior impacto na QV de pessoas no final da vida e não pode ser negligenciado. O cuidado espiritual pode ser oferecido por meio de meditação, yoga, Reiki, psicoterapia individual ou em grupo, além de cuidados multiprofissionais. Uma revisão sistemática de Chen et al. (2018), sobre os efeitos do cuidado espiritual em pacientes em CP, demonstrou que os cuidados espirituais estão relacionados com a melhora do bem-estar espiritual e que, em 12 dos 17 estudos avaliados, houve melhora significativa da QV com a intervenção (evidência A).

Conclusão

Quando buscamos um atendimento integral, centrado no paciente, devemos valorizar a QV, e uma das formas de melhorá-la se dá pela identificação das necessidades espirituais e da melhora do bem-estar espiritual.

Bibliografia consultada

- Abu HO, Ulbricht C, Ding E, Allison JJ, Salmoirago-Blotcher E, Goldberg RJ et al. Association of religiosity and spirituality with quality of life in patients with cardiovascular disease: a systematic review. Qual Life Res [Internet]. 2018;27(11):2777-97. Disponível em: http://dx.doi.org/10.1007/s11136-018-1906-4. Acesso em: 05 abr. 2021.
- Avezum Jr Á, Moriguchi EH, Nobre F, Lucchese FA, Griz HB, Magalhães LBNC et al. Diretriz de Prevenção Espiritualidade e Saúde. Sociedade Brasileira de Cardiologia. São Paulo: Sociedade Brasileira de Cardiologia – Grupo de Estudos em Espiritualidade e Medicina Cardiovascular (GEMCA) Diretriz; 2019. p. 1-27.
- Bittar CML, Moscardini AFM, Matos Vanzela IB, Souza VA de P, Rocha JFG. Qualidade de vida e sua relação com a espiritualidade: um estudo com idosos em instituições de longa permanência. Rev Bras Ciências do Envelhec Hum. 2018;14(2):195-209.
- Burlacu A, Artene B, Nistor I, Buju S, Jugrin D, Mavrichi I et al. Religiosity, spirituality and quality of life of dialysis patients: a systematic review. Int Urol Nephrol [Internet]. 2019;51(5):839-50. Disponível em: http://dx.doi.org/10.1007/s11255-019-02129-x. Acesso em: 05 abr. 2021.
- Cardona Arias JA, Higuita Gutiérrez LF. Impacto del VIH/SIDA sobre la calidad de vida: meta-análisis 2002-2012. Rev Esp Salud Publica. 2014;88(1):87-101. Disponível em: http://dx.doi.org/10.4321/S1135-57272014000100006. Acesso em: 05 abr. 2021.

- Chen J, Lin Y, Yan J, Wu Y, Hu R. The effects of spiritual care on quality of life and spiritual well-being among patients with terminal illness: a systematic review. Palliat Med. 2018;32(7):1167-79.
- Karimi M, Brazier J. Health, health-related quality of life, and quality of life: what is the difference? Pharmacoeconomics. 2016;34(7):645-9.
- Lucchetti G, Lucchetti ALG, Bassi RM, Nasri F, Nacif SAPI. O idoso e sua espiritualidade: impacto sobre diferentes aspectos do envelhecimento. Rev Bras Geriatr Gerontol (Rio de Janeiro). 2006;8(1):9-20. Disponível em: http://www.scielo.br/pdf/rbgg/v14n1/a16v14n1.pdf. Acesso em: 05 abr. 2021.
- Panzini RG, Mosqueiro BP, Zimpel RR, Bandeira DR, Rocha NS, Fleck MP. Quality-of-life and spirituality. Int Rev Psychiatry. 2017;29(3):263-82.

4

Espiritualidade na Cardiologia

- André Luis Ferreira Santos
- Alexandre Serafim
- Cesar Augusto Cardoso

O desenvolvimento tecnológico e a modernidade observados no último século deram à humanidade um novo rumo, gerando maior conforto, mas também muito estresse. A ciência médica teve grande avanço nos métodos de diagnóstico e tratamento de inúmeras doenças, promovendo, de certa maneira, um alívio à população, mas também uma forte dependência de exames e medicações. O principal foco passou a ser a doença, e não o doente.

Apesar de todo esse processo de evolução tecnológica, tem-se observado novas formas de adoecimento ou mesmo de morbidade, relacionadas principalmente com o estado emocional e seus efeitos na homeostase humana. Observou-se que impaciência, intolerância, ira, mágoa, rancor e outras expressões negativas dos sentimentos causam problemas orgânicos, aumentando no organismo substâncias nocivas ao seu bom funcionamento. Por esse entendimento, a Sociedade Brasileira de Cardiologia (SBC), por meio do Grupo de Estudos em Espiritualidade e Medicina Cardiovascular (Gemca), vem contribuindo para consolidar uma nova era com o exercício de uma medicina mais integral no Brasil. Após a formação de um grupo de estudos e pesquisadores, o Gemca começou a realizar um extenso estudo, sério, técnico e baseado em evidências, o qual gerou, em 2019, a criação de suas novas diretrizes médicas, incluindo a dimensão da espiritualidade para o atendimento na área cardiológica. Ainda, essas diretrizes foram alicerçadas em revisões sistemáticas e metanálises, com as melhores evidências disponíveis sobre a relação entre espiritualidade e saúde cardiovascular. A proposta deste capítulo é de trazer, de maneira muito compilada, essas evidências, portanto não dispensa o estudo aprofundado do primoroso trabalho já realizado pela SBC.

Em 2016, a Associação Mundial de Psiquiatria (AMP) já alertava em suas diretrizes sobre a necessidade da abordagem da espiritualidade para a saúde mental, embasada em vasto material científico com elevada evidência, tema este abordado em outro capítulo deste livro.

Como já citado nesta obra, há grande importância no trabalho realizado por pesquisadores, que em 2014 publicaram um manifesto para a ciência pós-materialista, com fortes embasamentos científicos, tentando quebrar a intolerância criada por teorias materialistas reducionistas. Com certeza, esse manifesto abriu caminhos para encorajar, estimular e intensificar as pesquisas na área.

Vários estudos com ensaios randomizados, revisões sistemáticas e metanálises demonstraram o impacto positivo da espiritualidade sobre a saúde cardiovascular (evidência A).

Resumidamente, as pesquisas publicadas na área da saúde cardiovascular concluíram que a espiritualidade trouxe menores taxas de hospitalização, reduzindo a mortalidade e aumentando a sobrevida pós-cirurgia cardíaca. Demonstraram também uma redução de até 70% nas chances de problemas cardíacos, melhor controle da pressão arterial e importante melhora na qualidade de vida em portadores de doenças cardiovasculares.

Esses estudos científicos, que demonstraram tal relação positiva da espiritualidade sobre a saúde cardiovascular, evidenciaram a importância do perdão, do autoperdão, da resiliência, da resignação, da fé, da prece, da meditação, do otimismo e das terapias integrativas (evidências A e B). Essas atitudes de padrão mais positivo têm forte relação com a religiosidade e corroboram com as pesquisas, demonstrando que o melhor equilíbrio emocional libera substâncias como a ocitocina, a qual está relacionada com melhor funcionamento do sistema imunológico, função cardiovascular, bem-estar e vários outros benefícios ao funcionamento orgânico. Isso foi bem detalhado nos respectivos capítulos desta obra, nos quais são abordados os benefícios da prece e da meditação.

Além do aumento dos níveis séricos da ocitocina, o impacto da espiritualidade está diretamente relacionado com a redução do cortisol, da proteína C-reativa, do fibrinogênio e das citocinas pró-inflamatórias, em especial a interleucina-6, relacionada com a mortalidade. Atualmente, sabe-se que todas essas substâncias, quando em excesso, podem interferir no processo de envelhecimento celular e nas funções cardiovasculares, neuroimunológicas e neuroendocrinológicas, podendo gerar inúmeros danos ao organismo (evidência B).

As pesquisas nas áreas da epigenética e psiconeuroimunologia derrubaram a teoria exclusiva do determinismo genético para o desenvolvimento das enfermidades. Demonstraram que influências ambientais, psicoemocionais e espirituais têm forte impacto na expressão gênica sem interferir na sequência genética, que de alguma maneira atuará em nossa saúde (ver Capítulo 11). Uma das conclusões dos estudos em epigenética foi que variações não genéticas adquiridas durante a vida podem ser passadas aos descendentes, além de terem importante relação com hábitos de vida e condições do ambiente social (evidência B).

Na atualidade, a cardiologia, assim como a psiquiatria, a neurologia, a neurorradiologia, a genética e várias outras áreas de especialidades médicas, por meio de seus estudos e publicações científicas de alta evidência, está trazendo uma grande contribuição para o entendimento da importância da religiosidade e espiritualidade sobre a saúde física e mental.

Todas essas evidências e as novas diretrizes dessas sociedades médicas ratificam a necessidade de uma visão mais integral da saúde e a importância do equilíbrio físico-espiritual. Significa que uma nova mentalidade está surgindo e mudando os paradigmas do ceticismo médico. Temos como compromisso a necessidade de capacitar estudantes de medicina e demais áreas da saúde sobre a importância da dimensão espiritual no exercício da sua profissão, incluindo a implantação na propedêutica da anamnese espiritual e o fato de essa abordagem melhorar a relação médico-paciente e a aderência aos tratamentos. Provavelmente, a continuidade dessa proposta quebrará gradualmente as barreiras que impedem o médico de romper os padrões mecanicistas que acompanham essa nobre profissão há séculos.

Bibliografia consultada

- Abu HO, Ulbricht C, Ding E, Allison JJ, Salmoirago-Blotcher E, Goldberg RJ et al. Association of religiosity and spirituality with quality of life in patients with cardiovascular disease: a systematic review. Qual Life Res. 2018 nov;27(11):2777-97.
- Anderson L, Oldridge N, Thompson DR, Zwisler AD, Rees K, Martin N et al. Exercise-Based Cardiac Rehabilitation for Coronary Heart Disease: Cochrane Systematic Review and Meta-Analysis. J Am Coll Cardiol. 2016;67(1):1-12.
- Anyfantakis D, Symvoulakis EK, Panagiotakos DB, Tsetis D, Castanas E, Shea S et al. Impact of religiosity/spirituality on biological and preclinical markers related to cardiovascular disease. Results from the SPILI III study. Hormones (Athens). 2013 jul-sep;12(3):386-96.
- Beauregard M, Schwartz GE, Miller L, Dossey L, Moreira-Almeida A, Schlitz M et al. Manifesto for a post-materialist science. Explore (NY). 2014 sep-oct;10(5):272-4.
- Bell IR, Caspi O, Schwartz GE, Grant KL, Gaudet TW, Rychener D et al. Integrative medicine and systemic outcomes research: issues in the emergence of a new model for primary health care. Arch Intern Med. 2002 jan 28;162(2):133-40.
- Berntson GG, Norman GJ, Hawkley LC, Cacioppo JT. Spirituality and autonomic cardiac control. Ann Behav Med. 2008 apr;35(2):198-208.
- Borneman T, Ferrell B, Puchalski CM. Evaluation of the FICA Tool for Spiritual Assessment. J Pain Symptom Manage. 2010;40(2):163-73.

- Brabant O. More than meets the eye: toward a post-materialist model of consciousness. Explore (NY). 2016 sep-oct;12(5):347-54.
- Collins FS, Morgan M, Patrinos A. The Human Genome Project: lessons from large-scale biology. Science. 2003 apr 11;300(5617):286-90
- Cozier YC, Yu J, Wise LA, VanderWeele TJ, Balboni TA, Argentieri MA et al. Religious and spiritual coping and risk of incident hypertension in the black women's health study. Ann Behav Med. 2018;52(12):989-98.
- Crocker RL, Hurwitz JT, Grizzle AJ, Abraham I, Rehfeld R, Horwitz R et al. Real-World Evidence from the Integrative Medicine Primary Care Trial (IMPACT): assessing patient-reported outcomes at baseline and 12-month follow-up. Evid Based Complement Alternat Med. 2019 jun 26;2019:8595409.
- Feinstein M, Liu K, Ning H, Fitchett G, Lloyd-Jones DM. Incident obesity and cardiovascular risk factors between young adulthood and middle age by religious involvement: the Coronary Artery Risk Development in Young Adults (CARDIA) study. Prev Med. 2012;54(2):117-21.
- Ghanei Gheshlagh R, Sayehmiri K, Ebadi A, Dalvandi A, Dalvand S, Nourozi Tabrizi K. Resilience of patients with chronic physical diseases: a systematic review and meta-analysis. Iran Red Crescent Med J. 2016;18(7):e38562.
- Green ED, Watson JD, Collins FS. Human Genome Project: Twenty-five years of big biology. Nature. 2015 oct 1;526(7571):29-31.
- Hemmati R, Bidel Z, Nazarzadeh M, Valadi M, Erami E, Al Zaben F, Koenig HG et al. Religion, spirituality and risk of coronary heart disease: a matched case-control study and meta-analysis. J Relig Health. 2019 aug;58(4):1203-16.
- Hill TD, Ellison CG, Burdette AM, Taylor J, Friedman KL. Dimensions of religious involvement and leukocyte telomere length. Soc Sci Med. 2016;163:168-75.
- Holt-Lunstad J, Steffen PR, Sandberg J, Jensen B. Understanding the connection between spiritual well-being and physical health: an examination of ambulatory blood pressure, inflammation, blood lipids and fasting glucose. J Behav Med. 2011 dec;34(6):477-88.
- Houscham AM, Peterson CT, Mills PJ, Chopra D. The effects of stress and meditation on the immune system, human mictobiota, and epigenetics. Adv Mind Body Med. 2017;31(4):10-25.
- Hybels CF, George LK, Blazer DG, Pieper CF, Cohen HJ, Koenig HG. Inflammation and Coagulation as Mediators in the Relationships Between Religious Attendance and Functional Limitations in Older Adults. J Aging Health. 2014 jun;26(4):679-97.
- JacobsTL, Eped ES, Lin J, Blackburn EH, Wolkowitz OM, Bridwell DA et al. Intensive medidation training, immune cell telomerase activity, and psychological mediators. Psychoneuroendocrinology. 2011; 36(5):664-815.
- Karam A, Clague J, Marshall K, Olivier J, Series FaH. The view from above: faith and health. Lancet. 2015;386(10005):e22-4.
- Lee YR, Enright RD. A meta-analysis of the association between forgiveness of others and physical health. Psychol Health. 2019;1-18.
- Levine GN, Lange RA, Bairey-Merz CN, Davidson RJ, Jamerson K, Mehta PK et al. Meditation and cardiovascular risk reduction: a scientific statement from the American Heart Association. J Am Heart Assoc. 2017;6(10).
- Li S, Stampfer MJ, Williams DR, VanderWeele TJ. Association of religious service attendance with mortality among women. JAMA Intern Med. 2016;176(6):777-85.
- Lindeman M, Blomqvist S, Takada M. Distinguishing spirituality from other constructs: not a matter of well-being but of belief in supernatural spirits. J Nerv Ment Dis. 2012;200(2):167-73.
- Liu RT, Hernandez EM, Trout ZM, Kleiman EM, Bozzay ML. Depression, social support, and long-term risk for coronary heart disease in a 13-year longitudinal epidemiological study. Psychiatry Res. 2017;251:36-40.

- Lucchese FA, Koenig HG. Religion, spirituality and cardiovascular disease: research, clinical implications, and opportunities in Brazil. Rev Bras Cir Cardiovasc. 2013;28(1):103-28.
- Lutgendorf SK, Russel D, Ullrich P, Karris TB, Wallace R. Religious participation, interleukin-6, and mortality in older adults. Health Psychol. 2004 Sep;23(5):465-75.
- Mathews HL, Janusck, LW. Epigenetics and psichoneuroimmunology: mechanisms and models. Brain Behav Immun. 2011;25(1):25-39.
- Monod S, Brennan M, Rochat E, Martin E, Rochat S, Büla CJ. Instruments measuring spirituality in clinical research: a systematic review. J Gen Intern Med. 2011;26(11):1345-57.
- Moreira-Almeida A, Lucchetti G. Panorama das pesquisas em ciência, saúde e espiritualidade. Ciência e Cultura. 2016;1(68).
- Moreira-Almeida A, Sharma A, van Rensburg BJ, Verhagen PJ, Cook CC. WPA Position Statement on Spirituality and Religion in Psychiatry. World Psychiatry. 2016 feb;15(1):87-8.
- Ooi SL, Giovino M, Pak SC. Transcendental meditation for lowering blood pressure: an overview of systematic reviews and meta-analyses. Complement Ther Med. 2017;34:26-34.
- Osório IHS, Gonçalves LM, Pozzobon PM, Gaspar Júnior JJ, Miranda FM, Lucchetti ALG et al. Effect of an educational intervention in "spirituality and health" on knowledge, attitudes, and skills of students in health-related areas: A controlled randomized trial. Med Teach. 2017 oct;39(10):1057-64.
- Panzini RG, Maganha C, Rocha NS, Bandeira DR, Fleck MP. Brazilian validation of the Quality of Life Instrument/spirituality, religion and personal beliefs. Rev Saude Publica. 2011;45(1):153-65.
- Patel JK, Schoenfeld E, Parnia S, Singer Aj, Edelmam N. Venoarterial extracorporeal membrane oxygeneration in adults with cardiac arrest. J Intensive Care Med. 2016 jul;31(6):359-68.
- Patel S, Klagholz S, Peterson CT, Weiss L, Chopra D, Mills PJ. psychosocial effects of a holistic ayurvedic approach to well-being in health and wellness courses. Glob Adv Health Med. 2019 apr 29;8:2164956119843814.
- Peres MFP, Kamei HH, Tobo PR, Lucchetti G. Mechanisms behind religiosity and spirituality's effect on mental health, quality of life and well-being. J Relig Health. 2018 oct;57(5):1842-55.
- Puchalski CM, Vitillo R, Hull SK, Reller N. Improving the spiritual dimension of whole person care: reaching national and international consensus. J Palliat Med. 2014;17(6):642-56.
- Redwine LS, Henry BL, Pung MA, Wilson K, Chinh K, Knight B et al. Pilot Randomized Study of a Gratitude Journaling Intervention on Heart Rate Variability and Inflammatory Biomarkers in Patients With Stage B Heart Failure. Psychosom Med. 2016;78(6):667-76.
- Rosmarin DH, Pargament KI, Koenig HG. Spirituality and mental health: challenges and opportunities. Lancet Psychiatry. 2020 feb;20:s2215-0366(20)30048-1.
- Rozansk A, Bavishi C, KubzanskyLD, Cohen R. Association of optimism with cardiovascular events and all-cause mortality: a sytematic review and metanalysis. JAMA Netw Open. 2019 sep 4;2(9):e1912200.
- Sanchez-Gonzalez MA, May RW, Koutnik AP, Fincham FD. Impact of negative affectivity and trait forgiveness on aortic blood pressure and coronary circulation. Psychophysiology. 2015;52(2):296-303.
- Schwartz GE. What is the nature of a post-materialist paradigm? Three Types of Theories. Explore (NY). 2016 mar-apr;12(2):123-7.
- Sheldrake R. Setting science free from materialism. Explore (NY). 2013 jul-aug;9(4):211-8.
- Sociedade Brasileira de Cardiologia (SBC). Grupo de Estudos em Espiritualidade e Medicina Cardiovascular (GEMCA). Diretriz de prevenção. Espiritualidade e Saúde. maio 2019. 27 p.
- Vander Weele TJ, Balboni TA, Koh HK. Health and Spirituality. JAMA. 2017;318(6):519-20.
- Verma M, Banerjee HN. Epigenetic inhibitors. Methods Mol Biol. 2015;1238:469-85.

- Vermandere M, De Lepeleire J, Smeets L, Hannes K, Van Mechelen W, Warmenhoven F et al. Spirituality in general practice: a qualitative evidence synthesis. Br J Gen Pract. 2011;61(592):e749-60.
- Vieten C, Wahbeh H, Cahn BR, MacLean K, Estrada M, Mills P et al. Future directions in meditation research: Recommendations for expanding the field of contemplative science. PLoS One. 2018;13(11):e0205740.
- Waterland RA, Jirtle RL. Transposable elements: targets for early nutritional effects on epigenetic gene regulation. Mol Cell Biol. 2003 aug;23(15):5293-300.
- Zimmer Z, Jagger C, Chiu CT, Ofstedal MB, Rojo F, Saito Y. Spirituality, religiosity, aging and health in global perspective: a review. SSM Popul Health. 2016 may 10;2:373-81.

5

Oncologia e Espiritualidade

■ Cesar Augusto Cardoso

O câncer promove um grande impacto no estilo e na qualidade de vida (QV) dos pacientes e de seus familiares, visto que é relacionado com sofrimento físico e psicológico pela dor, pelas dificuldades do tratamento e pelos medos da recidiva e da morte. Com os hábitos de vida modernos, como excesso de alimentos processados, abuso de álcool e tabaco, obesidade e aumento da expectativa de vida, tem ocorrido um aumento da incidência de câncer no mundo de modo geral. Segundo dados do Globocan de 2018, estimou-se que houve 18,1 milhões de novos casos, com 9,6 milhões de mortes por câncer naquele ano, e que em 2030 ocorrerão cerca de 27 milhões de casos com 17 milhões de mortes por câncer.

O câncer não é um tipo específico de doença, mas sim um grupo muito heterogêneo com apresentações clínicas, diagnóstico, tratamento e prognóstico também muito diversos. As neoplasias malignas da tireoide, por exemplo, representadas pelos carcinomas bem diferenciados papilíferos e foliculares, apresentam um ótimo prognóstico, e o tratamento, na maioria das vezes, restringe-se à tireoidectomia, que apresenta baixa morbimortalidade. Por sua vez, o carcinoma pouco diferenciado ou anaplásico da tireoide apresenta uma agressividade muito grande, com infiltração local e metástases regionais e a distância precoces, com uma taxa de mortalidade de cerca de 100% em 1 ano, independentemente do tratamento.

Apesar das diferenças entre os diversos tipos de câncer, geralmente o diagnóstico e o tratamento são acompanhados de crises de ansiedade, podendo chegar até a dor total, que é conceituada como "o sofrimento que abrange as questões físicas, psicológicas, sociais, espirituais e práticas de uma pessoa". Diante disso, pacientes e familiares buscam formas de lidar com essas situações, as quais podem ser focadas no problema (há aproximação em relação ao estressor, buscando a solução) ou na emoção (representada pela busca de pensamentos que atenuem a situação estressante). Entre as estratégias de enfrentamento, a espiritualização apresenta um local de destaque, visto que a maioria da população acredita em um Ser superior e busca nessa crença o conforto e a força para o enfrentamento. A espiritualização pode auxiliar os pacientes a encontrarem um significado mais profundo e crescimento pessoal enquanto vivem com o câncer ou como sobreviventes do câncer, auxiliando no autoconhecimento e mudando o questionamento do "por que comigo?" para o "para que comigo?". Que lições podem tirar de tudo que estão passando e o que podem aprender com toda essa mudança?

Há poucos estudos sobre o impacto da espiritualização no desenvolvimento ou na evolução do câncer em comparação com as doenças cardiovasculares, provavelmente pela menor influência do estresse psicossocial, e as causas genéticas e ambientais serem mais intensas no câncer, sendo as principais pesquisas relacionadas com o enfrentamento da doença e a QV dos pacientes, de seus familiares e dos profissionais de saúde.

Diversas organizações nacionais e internacionais de oncologistas clínicos e de cuidados paliativos nos Estados Unidos e na Europa criaram diretrizes recomendando fortemente que os profissionais de saúde levem em consideração na sua avaliação a interface da espiritualidade, pois, embora as atividades religiosas particulares possam atender a algumas necessidades espirituais, muitos pacientes com câncer avançado não têm apoio de uma comunidade religiosa ou do sistema médico em um período particularmente vulnerável de sua trajetória de doença. Cerca de 90% dos pacientes gravemente enfermos relatam necessidades espirituais ou religiosas durante a hospitalização e a maioria delas não chega ao conhecimento dos profissionais de saúde. A atenção às necessidades espirituais dos pacientes foi relacionada com melhor satisfação com o atendimento, melhor QV, cuidados menos agressivos no final da vida e custos globais mais baixos.

A seguir, estão enumeradas as principais evidências da influência da espiritualidade no paciente com câncer.

Enfrentamento (*coping*)

A maneira como o homem usa a espiritualidade diante das doenças é o chamado *coping* espiritual, que consiste na utilização de vias cognitivas e comportamentais para conviver com situações que provocam estresse. Dessa forma, tem-se o *coping* espiritual positivo, quando da criação de estratégias que levam ao benefício, conforto ao indivíduo como busca de proteção de Deus, do perdão, contextualizando, assim, o fator estressor como benéfico. A espiritualização pode aumentar a aceitação dos pacientes e familiares diante das dificuldades, mudando a maneira pela qual percebem a vida e valorizando o presente. Contudo, há o *coping* espiritual negativo, que consiste em situações de desagrado ao indivíduo, como questionar a existência de um Ser superior, sentir-se insatisfeito entendendo a enfermidade como punição divina ou quando se exime de qualquer responsabilidade no resultado do tratamento, esperando a interseção de um Ser superior, inclusive interrompendo tratamentos oncológicos para provar que obteve uma "graça". Dessa maneira, observa-se que a espiritualidade pode ajudar ou prejudicar o indivíduo, conforme ele guia suas estratégias, e a avaliação espiritual, por meio da anamnese espiritual (ver Capítulo 18), poderia detectar o *coping* religioso negativo para o profissional de saúde ou um religioso e auxiliá-lo a buscar o *coping* religioso positivo.

Auxílio no seguimento

Mesmo que o prognóstico do câncer tenha melhorado nas últimas décadas, o paciente é colocado frente a frente com a preocupação das recidivas e a finitude da vida. A cada consulta ou exame complementar que realiza, há um reacendimento das preocupações, com forte impacto no dia a dia dos pacientes e de seus familiares. Ao apresentarem um melhor bem-estar espiritual e, consequentemente, maior esperança, os pacientes lidam melhor com os momentos de reavaliações e aderem mais às recomendações médicas.

Qualidade de vida

O bem-estar espiritual, com suas dimensões de fé, significado e paz, é um componente central da QV geral. Apesar de resultados contraditórios na literatura, é relatado que, diante de uma doença crônica, os pacientes desenvolvem diversas técnicas de enfrentamento, uma das quais a espiritualização, encontrando conforto e apoio do Ser superior. Apesar de o suporte espiritual estar associado a melhor QV, esse parâmetro, geralmente, não é investigado durante o acompanhamento do paciente. Questionar o paciente sobre sua religião, suas crenças e suas práticas religiosas configura-se em um meio de intervenção que dá suporte ao paciente para melhor enfrentamento da sua condição clínica e desenvolvimento de estratégias benéficas para si. Um estudo que avaliou a QV em pacientes com câncer avançado demonstrou que houve melhor QV em pacientes espiritualizados, mesmo após excluir os domínios existenciais e de suporte e de controlar outros preditores de QV. Quando a saúde física vai decaindo, o bem-estar espiritual pode assumir uma importância maior para o paciente. Outra pesquisa, com 340 pacientes apresentando doenças avançadas (não apenas câncer), demonstrou que eles valorizam muito a atenção à espiritualidade, em particular a importância de ter paz com Deus e orar. As respostas ordenadas mostraram que a paz com Deus e o controle da dor eram quase idênticos em importância para pacientes e familiares enlutados (evidências A e B).

Cuidados paliativos

A Sociedade Americana de Oncologia Clínica (ASCO) lançou uma diretriz em 2018 para cuidados paliativos, incluindo os cuidados espirituais como um elemento essencial do tratamento dos pacientes com câncer. Em geral, os pacientes sem perspectivas de cura são encaminhados aos cuidados paliativos e consequentemente espirituais, para amenizar o sofrimento e dar algum conforto no momento da morte. Cuidados estes que deveriam ser oferecidos a todos os pacientes com doenças graves, que apresentam risco de vida desde o diagnóstico, ou seja, a maioria dos pacientes com câncer.

Um estudo de coorte acompanhou 343 pacientes com câncer avançado até a morte e evidenciou que os pacientes apoiados pelas comunidades religiosas acessaram menos as intervenções médicas agressivas mais próximos da morte. As discussões sobre cuidados espirituais pela equipe médica podem reduzir o tratamento agressivo, destacando o cuidado espiritual como um componente-chave das diretrizes de cuidados paliativos (evidências A e B).

Relação médico-paciente

Ao realizar a avaliação espiritual, o médico demonstra um cuidado além da sua preocupação com o físico, estando completamente presente com o outro como testemunha de sua própria experiência, gerando empatia, fortalecendo a relação médico-paciente e levando à humanização do atendimento com manifestação de atenção, carinho e amor.

Bem-estar espiritual e angústia espiritual

Segundo a Organização Mundial da Saúde, a saúde é definida como "um estado dinâmico de completo bem-estar físico, mental, social, espiritual, e não meramente a ausência de doença ou enfermidade; portanto, o bem-estar espiritual é um fator importante na vida das pessoas e é definido como a capacidade de experimentar e integrar significado e propósito na vida pela conexão consigo mesmo, com os outros, com a arte, a música, a literatura, a natureza e/ou um poder superior a si mesmo. A angústia espiritual pode ocasionar transtornos que se tornam incapacitantes, como anorexia, sonolência, depressão, ansiedade, desespero e crises espirituais existenciais. Em um estudo publicado em 2003 pela *Lancet* com 2.352 pacientes em estado de câncer terminal, foi demonstrado que o bem-estar espiritual oferece alguma proteção contra o desespero da morte próxima. Ainda, a maioria dos pacientes com câncer avançado nunca tinha recebido qualquer forma de assistência espiritual por parte de enfermeiros ou médicos (87% e 94%, respectivamente), embora considerasse o cuidado espiritual um componente importante a ser abordado por tais profissionais [enfermeiros (86%) e médicos (87%)] durante a sua assistência. Em contrapartida, enfermeiros e médicos reconheceram a necessidade do fornecimento de cuidado espiritual aos pacientes (87% e 80%, respectivamente) e ambos concordaram que a maior barreira para esse cuidado é a falta de formação e preparo para lidar com a dimensão espiritual de pacientes oncológicos em fim de vida. Para análise do bem-estar espiritual, há diversos instrumentos estruturados que auxiliam o profissional de saúde em sua identificação e tratamento, que serão abordados em outro capítulo desta obra (evidência B).

Conclusão

De acordo com o exposto neste capítulo, fica claro que a espiritualização ou o seu fortalecimento desempenha um papel fundamental no cuidado de pacientes com câncer e, dependendo da forma como será abordada, poderá apresentar um impacto positivo nos resultados do atendimento. A estruturação do cuidado espiritual deve ser centrada nas necessidades do paciente.

Bibliografia consultada

- Abu HO, Ulbricht C, Ding E, Allison JJ, Salmoirago-Blotcher E, Goldberg RJ et al. Association of religiosity and spirituality with quality of life in patients with cardiovascular disease: a systematic review. Qual Life Res [Internet]. 2018;27(11):2777–97. Disponível em: http://dx.doi.org/10.1007/s11136-018-1906-4. Acesso em: 05 abr. 2021.
- Balboni TA, Balboni M, Enzinger AC, Gallivan K, Paulk ME, Wright A et al. Provision of spiritual support to patients with advanced cancer by religious communities and associations with medical care at the end of life. JAMA [Internet]. 2013;12:1-10. Disponível em: https://www.ncbi.nlm.nih.gov/pmc/articles/PMC3624763/pdf/nihms412728.pdf. Acesso em: 05 abr. 2021.
- Delgado-Guay MO, Hui D, Parsons HA, Govan K, De La Cruz M, Thorney S et al. Spirituality, religiosity, and spiritual pain in advanced cancer patients. J Pain Symptom Manage [Internet]. 2011;41(6):986-94. Disponível em: http://dx.doi.org/10.1016/j.jpainsymman.2010.09.017. Acesso em: 05 abr. 2021.
- McClain CS, Rosenfeld B, Breitbart W. Effect of spiritual well-being on end-of-life despair in terminally-ill cancer patients. Lancet. 2003;361(9369):1603-7.
- Osman H, Shrestha S, Temin S, Ali ZV, Corvera RA, Ddungu HD et al. Palliative care in the global setting: ASCO resource-stratified practice guideline. J Glob Oncol. 2018 jul;4:1-24.
- Peteet JR, Balboni MJ. Spirituality and Religion in Oncology. CA Cancer J Clin. 2013 jul-aug;63(4):280-9.
- Peteet JR, Balboni MJ. Spirituality and Religion in Oncology. CA Cancer J Clin. 2013 jul-aug;63(4):280-9.
- Xing L, Guo X, Bai L, Qian J, Chen J. Are spiritual interventions beneficial to patients with cancer? A meta-analysis of randomized controlled trials following PRISMA. Medicine (Baltimore). 2018;97(35):e11948.

6

Sistema Endócrino e Espiritualidade

- Jorge Cecílio Daher Júnior
- Sérgio Alberto da Cunha Vêncio

A endocrinologia é o ramo da fisiologia que estuda as glândulas endócrinas, isto é, aquelas que produzem hormônios que alteram ou regulam outros órgãos, as células circunvizinhas ou a si mesmas. Nesse conceito amplo, todas as células formam um complexo sistema endócrino, todavia o que caracteriza tal sistema é a hierarquização e a integração com os outros órgãos.

Para estudar as relações entre sistema endócrino e espiritualidade, este capítulo foi dividido em duas partes. A primeira demonstra as respostas endócrinas às práticas de religiosidade/espiritualidade e a segunda estuda o impacto das práticas de religiosidade/espiritualidade no manejo e nos desfechos do diabetes melito, principal doença, ao lado da obesidade, do escopo do endocrinologista.

Relações endócrinas como resposta a vários estados mentais

O sistema hormonal funciona de forma hierarquizada, com comando central no hipotálamo e na glândula hipófise. Esta última atua como um analisador contínuo da quantidade de hormônios circulantes, promovendo estímulo ou bloqueio nas glândulas-alvos de modo a manter a quantidade de hormônios circulantes adequada.

Um ambiente de estresse, seja ele interno (mental) ou externo (estressores), promove modificações adaptativas na produção de hormônios e neurotransmissores, que agudamente funcionam nos protegendo, mas cronicamente podem produzir doenças com grande impacto na qualidade de vida.

O eixo hipotálamo-hipófise-adrenal (HHA) é o sistema de estresse endócrino do corpo que controla as respostas a vários estressores. Na pesquisa clínica, a atividade do eixo HHA tem sido extensamente investigada em referência à fisiopatologia de doenças mentais e físicas. O hipotálamo controla a secreção do hormônio adrenocorticotrópico (ACTH) na hipófise anterior, que, por sua vez, estimula a secreção de cortisol no córtex adrenal.

Em condições de repouso, a secreção de ACTH e cortisol segue um ritmo circadiano em função da exposição à luz, ao estresse, à cafeína e ao exercício aeróbico intenso, entre outros. Uma resposta complexa que conecta os sistemas imunológico, nervoso e endócrino é necessária para manter a homeostase na presença de estressores. Os efeitos biológicos dos glicocorticoides são tipicamente adaptativos; contudo, a ativação excessiva ou inadequada do eixo HHA pode contribuir para o desenvolvimento de patologias.

Depressão melancólica, anorexia nervosa, transtorno obsessivo compulsivo e transtorno de pânico estariam relacionados com o hipercortisolismo, enquanto transtorno de estresse pós-traumático, depressão sazonal, depressão atípica e síndrome da fadiga crônica se correlacionariam com o hipocortisolismo.

A teoria psiconeuroimunológica sugere que existe uma relação fisiológica entre estresse, fatores psicossociais-comportamentais e resultados imunoneuroendócrinos. Um estudo muito interessante analisou as relações entre religiosidade, percepções de saúde e dosagem de cortisol salivar diurno como medida substituta da atividade neuroendócrina. Crenças espirituais positivas foram associadas à atividade de resposta ao despertar do pico de cortisol mediada por neuroendócrinos.

Hulett *et al.* realizaram uma metanálise observando intervenções espirituais (p. ex., redução do estresse com base na atenção plena) que utilizavam medidas de resultados psiconeuroimunológicos (PNI). O cortisol foi o biomarcador mais comum no estudo como desfecho de PNI. Comparados aos grupos-controle, os grupos de intervenção demonstraram resultados positivos na saúde mental e nos perfis imunológicos neuroendócrinos melhorados ou estáveis, embora existam limitações nos estudos (evidências A e B).

Outro estudo demonstrou que a prática de yoga reduziu significativamente os níveis plasmáticos de epinefrina e aumentou os níveis plasmáticos de serotonina em comparação com o grupo-controle (evidência A).

O efeito da prece na depressão e na ansiedade foi avaliado durante acompanhamento de 1 ano em pacientes submetidos à intervenção, que consistiu em seis sessões semanais de 1 hora de oração realizadas em um ambiente de consultório.

As avaliações pós-oração em 1 mês e 1 ano mostraram significativamente menos depressão e ansiedade, mais otimismo e maiores níveis de experiência espiritual do que as medidas da linha de base (pré-oração).

A influência da religiosidade no ritmo circadiano de cortisol foi avaliada em mulheres com doenças relacionadas com o estresse, como a fibromialgia. As pacientes que relataram religiosidade média ou alta apresentaram perfis rítmicos de cortisol caracterizados por altos níveis matinais e baixos noturnos. Em contraste, os ritmos de cortisol daqueles que relatam baixa religiosidade pareciam achatados. A religiosidade pode ter um efeito protetor nos efeitos fisiológicos do estresse em mulheres com fibromialgia.

Outros hormônios estão relacionados com alterações do estado mental. Há uma correlação entre as atividades religiosas e a ativação do eixo dopaminérgico. A noradrenalina e a serotonina (também conhecida como 5-hidroxitriptamina ou 5-HT) predominam nas atividades interpessoais, enquanto a dopamina e a acetilcolina controlam principalmente as interações extrapessoais.

Usando o yoga nidra para dissociar subjetivamente os dois principais aspectos complementares da consciência – a saber, consciência do nosso mundo sensorial e consciência de ação –, Kjaer *et al.* demonstraram aumento da liberação endógena de dopamina no córtex estriado ventral durante a meditação, medida pelo 11C-raclopride PET. Esse marcador compete com a dopamina endógena na ligação aos receptores D2 da dopamina dos gânglios da base. O tônus dopaminérgico, aumentado durante a meditação, parece estar associado à redução na prontidão para a ação, uma reação bem-vinda ao comparar médiuns e voluntários não médiuns (evidência B).

A religiosidade/espiritualidade tem sido usada como um mecanismo de enfrentamento e superação (*coping*). A resposta hormonal nos parece ser muito mais uma consequência do que a causa. Técnicas de relaxamento, meditação no seu mais amplo espectro, prece, desenvolvimento da espiritualidade e da relação com o divino produzem alterações genéticas (epigenética), modulações hormonais e dos neurotransmissores, e, na medicina do futuro, podem se constituir em ferramentas à disposição dos profissionais de saúde.

Diabetes melito constitui uma das grandes epidemias que assolam a humanidade e afeta países desenvolvidos e em desenvolvimento. É uma síndrome de etiologias diversas, cuja característica consiste na presença de sinais e sintomas da hiperglicemia crônica, sendo seus tipos mais prevalentes o diabetes tipos 1 e 2 e o diabetes gestacional.

Relações entre as práticas de religiosidade/espiritualidade e os desfechos do diabetes melito

Em todo o mundo, estima-se que quase meio milhão de pessoas são portadoras de diabetes, cujo impacto sobre a saúde pública é estimado em 97 bilhões de dólares até 2030.

Espiritualidade e religiosidade são fatores associados a impactos positivos sobre a morbidade e a mortalidade, benefícios sobre a saúde física e mental, podendo representar um aspecto importante, ainda que pouco explorado na prática médica. Espiritualidade engloba conceitos mais abrangentes que religião e religiosidade e potencialmente associa-se a um maior número de desfechos. A interação entre espiritualidade e compaixão relaciona-se com melhores desfechos tanto para o paciente quanto para o médico, em se tratando de cuidados de doenças crônicas (evidência B).

O sistema de saúde do Reino Unido preconiza os cuidados espirituais como relevantes e define o bem-estar espiritual como fator que amplia e integra outras dimensões da saúde, como a física, a mental, a emocional e a social.

Os cuidados dispensados aos pacientes por profissionais de saúde devem ser abrangentes e holísticos, envolvendo o chamado cuidado espiritual. Recentemente, foi ressaltada a importância desses cuidados por parte dos profissionais de enfermagem como elemento importante para a compreensão e prática desses profissionais.

O objetivo desta parte do capítulo é apresentar evidências de práticas de espiritualidade no manejo do diabetes. Para isso, os seguintes tópicos serão abordados: aderência ao tratamento, controle glicêmico, *coping* diante de complicações diabéticas e mortalidade.

Aderência ao tratamento

A aderência é fundamental no sucesso do tratamento de doenças crônicas. O planejamento terapêutico do diabetes é um ponto desafiador para pacientes e profissionais de saúde. A baixa aderência ao tratamento do diabetes está relacionada com aumento da mortalidade, perda de capacidade funcional e complicações crônicas e agudas. Portanto, intervenções capazes de aumentar a aderência podem diminuir o impacto negativo da doença sobre esses aspectos.

A utilização de técnicas da psicologia positiva pode estimular a aderência ao tratamento. A psicologia positiva se relaciona com valores religiosos e de espiritualidade, ao estimular o altruísmo, o otimismo e a autonomia.

Intervenções de espiritualidade se mostraram eficazes na população diabética de países com similaridade com o Brasil (evidência B).

Controle glicêmico

Pacientes diabéticos jovens apresentaram correlação positiva entre espiritualidade e *coping* e controle do diabetes (representado pelos níveis de hemoglobina glicada – HbA1c) em estudo realizado em população europeia.

Entre as populações mais afetadas pelo diabetes, como a dos afro-americanos, a espiritualidade se correlaciona positivamente com melhores cuidados entre os que têm família estruturada e frequentam cultos religiosos.

Coping

O conceito de *coping* envolve o "conjunto de estratégias utilizadas por pessoas para se adaptarem a circunstâncias adversas ou estressantes" e se relaciona diretamente com a resiliência. Estratégias de *coping* são importantes para reduzir o impacto negativo na população jovem afetada pelo diabetes tipo 1.

Estratégias de *coping* e suporte social devem ser adaptadas para atingir populações específicas de pacientes diabéticos, visando a resultados positivos. Modelos de *coping* religioso e suporte social se demonstraram satisfatórios em população de diabéticos orientais.

Coping religioso e de espiritualidade associam-se positivamente em pacientes portadores de complicações crônicas, como úlceras diabéticas (pé diabético) (evidência B).

Mortalidade

O diabetes é um reconhecido fator de morbimortalidade, com aumento de 2 a 4 vezes de risco de morte por doença cardiovascular.

Práticas de espiritualidade e religiosidade afetam positivamente populações e podem ter impacto positivo sobre a saúde pública (evidência B).

Conclusão

Existem evidências positivas da inserção de práticas de espiritualidade e religião sobre todos os aspectos dos desfechos relacionados com o diabetes, sendo instrumentos que não podem ser desprezados pelas equipes de saúde envolvidas no tratamento e no manejo de tal doença.

Não se pode tratar espiritualidade como uma dimensão inexistente da saúde. Segundo Oman (2018), diante de tantas evidências, o *establishment* científico deve enxergar tal realidade e sua importância para a saúde pública.

Bibliografia consultada

- Abdalla A. Qual a situação da diabetes no Brasil. Disponível em: https://www.nexojornal.com.br/expresso/2018/09/23/Qual-a-situação-da-diabetes-no-Brasil.-E-o-custo-da-insulina. Acesso em: 25 jul. 2020.
- Antoniazzi AS, Dell'aglio DD, Bandeira DR. O conceito de coping: uma revisão teórica. Estudos de Psicologia (Natal). 1998;3(2):273-94.
- Baratta MV, Maier SF. New tools for understanding coping and resilience. Neurosci Lett. 2019 Feb 6;693:54-7.
- Boelens PA, Reeves RR, Replogle WH, Koenig HG. The effect of prayer on depression and anxiety: maintenance of positive influence one year after prayer intervention. Int J Psychiatry Med. 2012;43(1):85-98.
- DuBois CM, Millstein RA, Celano CM, Wexler DJ, Huffman JC. Feasibility and acceptability of a positive psychological intervention for patients with type 2 diabetes. Prim Care Companion CNS Disord. 2016 May 5;18(3):10.4088/PCC.15m01902.

- Hulett JM, Armer JM, Leary E, Stewart BR, McDaniel R, Smith K et al. Religiousness, spirituality, and salivary cortisol in breast cancer survivorship: a pilot study. Cancer Nurs. 2018 mar/apr;41(2):166-175.
- Hulett JM, Armer JM. A Systematic Review of Spiritually Based interventions and psychoneuroimmunological outcomes in breast cancer survivorship. Integr Cancer Ther. 2016 dec;15(4):405-23.
- International Diabetes Federation. IDF Diabetes Atlas. 463 million people living with diabetes. 9. ed. Belgium: 2019. Disponível em: https://www.diabetesatlas.org. Acesso em: 25 jul. 2020.
- Karin O, Raz M, Tendler A, Bar A, Korem Kohanim Y, Milo T, Alon U. A new model for the HPA axis explains dysregulation of stress hormones on the timescale of weeks. Mol Syst Biol. 2020 jul;16(7):e9510.
- Kjaer TW, Bertelsen C, Piccini P, Brooks D, Alving J, Lou HC. Increased dopamine tone during meditation-induced change of consciousness. Brain Res Cogn Brain Res. 2002 apr;13(2):255-9.
- Koenig HG. Religion, spirituality, and health: a review and update. Adv Mind Body Med. 2015 Summer;29(3):19-26.
- Krederdt-Araujo SL, Dominguez-Cancino KA, Jiménez-Cordova R, Paz-Villanueva MY, Fernandez JM, Leyva-Moral JM et al. Spirituality, social support, and diabetes: a cross-sectional study of people enrolled in a nurse-led diabetes management program in Peru. Hisp Health Care Int. 2019 dec;17(4):162-71.
- Lim SA, Cheong KJ. Regular yoga practice improves antioxidant status, immune function, and stress hormone releases in young healthy people: a randomized, double-blind, controlled pilot study. J Altern Complement Med. 2015 sep;21(9):530-8.
- McSherry W, Jamieson S. An online survey of nurses' perceptions of spirituality and spiritual care. J Clin Nurs. 2011 jun;20(11-12):1757-67.
- Miller LJ. The Oxford handbook of psychology and spirituality. Oxford: Oxford University Press; 2012.
- Newlin K, Melkus GD, Tappen R, Chyun D, Koenig HG. Relationships of religion and spirituality to glycemic control in Black women with type 2 diabetes. Nurs Res. 2008 sep-oct;57(5):331-9.
- NHS Education For Scotland. Spiritual care matters an introductory resource for all NHS scotland staff., Edinburgh: NHS; 2009. p. 1-64. Disponível em: https://www.nes.scot.nhs.uk/media/23nphas3/spiritualcaremattersfinal.pdf. Acesso em: 25 jul. 2020.
- Nishio I, Chujo M. Self-stigma of Patients with Type 1 Diabetes and Their Coping Strategies. Yonago Acta Med. 2017 sep 15;60(3):167-73.
- OMAN D. Why Religion and Spirituality Matter for Public Health. [s.l: s.n.]
- Parsian N, Dunning T. Spirituality and coping in young adults with diabetes: a cross-sectional study. European Diabetes Nursing. 2009;6(3):100-4.
- Puchalski CM, Vitillo R, Hull SK, Reller N. Improving the spiritual dimension of whole person care: reaching national and international consensus. J Palliat Med. 2014 jun;17(6):642-56.
- Saffari M, Lin CY, Chen H, Pakpour AH. The role of religious coping and social support on medication adherence and quality of life among the elderly with type 2 diabetes. Qual Life Res. 2019 aug;28(8):2183-93.
- Salomé GM, de Almeida SA, Mendes B, de Carvalho MR, Bueno JC, Massahud MR Jr et al. Association of sociodemographic factors with spirituality and hope in patients with diabetic foot ulcers. Adv Skin Wound Care. 2017 jan;30(1):34-9.
- Samuel-Hodge CD, Headen SW, Skelly AH, Ingram AF, Keyserling TC, Jackson EJ et al. Influences on day-to-day self-management of type 2 diabetes among African-American

women: spirituality, the multi-caregiver role, and other social context factors. Diabetes Care. 2000 jul;23(7):928-33.
- Scherf-Clavel M, Wurst C, Nitschke F, Stonawski S, Burschka C, Friess L et al. Extent of cortisol suppression at baseline predicts improvement in HPA axis function during antidepressant treatment. Psychoneuroendocrinology. 2019 aug;114:104590.
- Scherf-Clavel M, Wurst C, Nitschke F, Stonawski S, Burschka C, Friess L et al. Extent of cortisol suppression at baseline predicts improvement in HPA axis function during antidepressant treatment. Psychoneuroendocrinology. 2019 aug;114:104590.
- Shahin W, Kennedy GA, Stupans I. The impact of personal and cultural beliefs on medication adherence of patients with chronic illnesses: a systematic review. Patient Prefer Adherence. 2019 jul 1;13:1019-35.
- Shams N, Amjad S, Kumar N, Ahmed W, Saleem F. Drug Non-Adherence In Type 2 Diabetes Mellitus; Predictors And Associations. J Ayub Med Coll Abbottabad. 2016 apr-jun;28(2):302-7.
- Thuesen ACB, Vaag A. Perspectives on diabetes mortality as the result of residual confounding and reverse causality by common disease. Diabetes Obes Metab. 2018 jun;20(6):1342-49.
- Zimmet P, Alberti KG, Magliano DJ, Bennett PH. Diabetes mellitus statistics on prevalence and mortality: facts and fallacies. Nat Rev Endocrinol. 2016 oct;12(10):616-22.

Resposta do Sistema Imunológico e Espiritualidade

■ André Luis Ferreira Santos

Atualmente, como apresentado na introdução desta obra, já existe um alto nível de evidência científica quanto ao impacto positivo da espiritualidade sobre a saúde (evidência A). A ciência tem buscado elucidar os mecanismos envolvidos nesse processo. As pesquisas estão avançando e encontrando na imunologia as possíveis respostas, aquelas ligadas à neurociência, abrangendo as áreas da psiconeuroendocrinoimunologia, epigenética e física quântica aplicada à biologia celular, que têm derrubado paradigmas e devassado um extenso campo de estudos referentes aos mecanismos da imunidade. Os cientistas já sabem que a imunidade não é apenas um processo autônomo isolado e exclusivamente químico, mas que também há uma integração direta com o sistema nervoso central, neuroendócrino e a psicologia, envolvendo o comportamento e o condicionamento humano.

Os resultados dos estudos têm mostrado que os pacientes sob o conjunto de ações de enfrentamento, que constituem os pilares da espiritualidade, apresentam melhor imunidade, com redução de cortisol, proteína C-reativa, fibrinogênio e citocinas pró-inflamatórias, em especial a interleucina-6, relacionada com a mortalidade. É um grande campo para novas pesquisas e uma melhor compreensão desses mecanismos (evidências A e B).

Moraes *et al.*, em uma revisão sistemática, avaliaram as intervenções baseadas na psiconeuroimunologia e seus mecanismos de ação. Foram analisadas as práticas religiosas e espirituais, meditação, terapia cognitiva-comportamental, yoga, tai chi, acupuntura e atividade física. Esses estudos demonstraram diminuição dos níveis de cortisol, epinefrina e norepinefrina associada a essas práticas de enfrentamento. Também observaram redução dos processos inflamatórios e níveis de citocinas pró-inflamatórias no câncer, no HIV, na depressão, na ansiedade, na cicatrização de feridas, nos distúrbios do sono, nas doenças cardiovasculares e na fibromialgia.

Os estudos da atualidade nos trazem evidências quanto ao modo como os mecanismos como o pensamento, as emoções e o ambiente interferem na imunidade das pessoas. O pensamento ativando o fluxo autonômico, liberando hormônios e impactando positiva ou negativamente na imunidade. O estresse e a depressão inativando funções da imunidade específica, associando-se à supressão da imunidade celular e humoral nesses pacientes. Esses estudos demonstram a redução dos linfócitos T e B, e a diminuição das células *natural killer* (NK) nesses pacientes (evidências A e B).

As pesquisas nessas áreas permitem um melhor entendimento de como as influências psicoemocionais podem desencadear o câncer, bem como facilitar a sua iniciação, promoção e progressão. Chida *et al.*, em uma grande metanálise na Universidade de Londres, concluíram que fatores psicossociais ligados ao estresse (morte de familiares, trabalho etc.) estão correlacionados com o aumento da incidência de câncer e redução da sobrevida. Outros estudos mostraram como o estado psicológico e a espiritualidade dos pacientes portadores de câncer interferem em suas sobrevidas, influenciando no número de células NK, e na melhora da qualidade de vida (evidência A).

O determinismo genético não foi comprovado para explicar tantas variáveis no processo saúde-doença. As pesquisas têm demonstrado as influências ambientais e psicoemocionais sobre o genoma e a saúde humana. Variações não genéticas, epigenéticas, adquiridas durante a vida, podem ser passadas aos descendentes, e estão relacionadas com o hábito de vida e o ambiente social (evidências A e B).

Alguns estudos têm demonstrado relação entre espiritualidade, estresse, depressão e comprimento dos telômeros, que é um indicador de vida útil e envelhecimento celular associado à longevidade. Os resultados mostraram um impacto positivo da espiritualidade, aumentando a atividade da telomerase e retardando a perda dos telômeros. Esse seria outro mecanismo envolvido na unidade imunológica (evidências A e B).

O impacto da espiritualidade na imunidade de pessoas portadoras de HIV também tem sido muito estudado. Algumas pesquisas mostraram melhora em parâmetros clínicos, laboratoriais e de qualidade de vida nessas pessoas. Há aumento dos linfócitos T, em especial o CD4, principal alvo do vírus HIV, e diminuição da carga viral. Esses pacientes apresentaram menores complicações clínicas e melhor qualidade de vida (evidências A e B).

A ciência começa a desvendar o misterioso efeito placebo. Estudos começam a mostrar outras conexões entre mente, cérebro e corpo. Uma comunicação pela bioenergia, explicando a ação do pensamento sobre as células. A mente ("consciência") ligada ao corpo físico e coordenando-o. As pesquisas da física quântica nas ciências biológicas têm demonstrado essa comunicação entre as células por meio da energia, que vem sendo chamada de biofótons. Esses estudos remetem ao conceito defendido por Einstein de que o corpo humano é um conjunto de energia dirigido por uma consciência, possibilitando uma melhor compreensão da ação do pensamento e do sentimento sobre a saúde das células. Portanto, representa o conhecimento científico de um novo mecanismo envolvendo mente e imunidade, que precisa ser mais estudado e aprofundado (evidência B).

Bibliografia consultada

- Anyfantakis D, Symvoulakis EK, Panagiotakos DB, Tsetis D, Castanas E, Shea S et al. Impact of religiosity/spirituality on biological and preclinical markers related to cardiovascular disease. Results from the SPILI III study. Hormones (Athens). 2013 jul-sep;12(3):386-96.
- Baars BJ, Edelman DB. Consciousness, biology and quantum hypotheses. Phys Life Rev. 2012 Sep;9(3):285-94.
- Bai M, Lazenby M. A systematic review of associations between spiritual well-being and quality of life at the scale and factor levels in studies among patients with cancer. J Palliat Med. 2015 mar;18(3):286-98.
- Bajpai R, Brizhik L, Del Giudice E, Finelli F, Popp FA, Schlebusch KP. Light as a trigger and a probe of the internal dynamics of living organisms. J Acupunct Meridian Stud. 2010 dec;3(4):291-7.
- Baker M, Luce J, Bosslet GT. Integration of palliative care services in the intensive care unit: a roadmap for overcoming barriers. Clin Chest Med. 2015;36(3):441-8.
- Balboni TA, Fitchett G, Handzo GF, Johnson KS, Koenig HG, Pargament KI et al. State of the science of spirituality and palliative care research part II: screening, assessment, and interventions. J Pain Symptom Manage. 2017;54(3):441-53.
- Banerjee HN, Verma M. Epigenetic mechanisms in cancer. Biomark Med. 2009 aug;3(4):397-410.
- Battalio SL, Silverman AM, Ehde DM, Amtmann D, Edwards KA, Jensen MP. Resilience and Function in Adults With Physical Disabilities: An Observational Study. Arch Phys Med Rehabil. 2017;98(6):1158-64.
- Bauerei BN, Obermaier S, Ozunal SE, Baumeister H. Effects of existential interventions on spiritual, psychological, and physical well-being in adult patients with cancer: Systematic review and meta-analysis of randomized controlled trials. Psychooncology. 2018 nov;27(11):2531-45.
- Beauregard M. Mind does really matter: evidence from neuroimaging studies of emotional self-regulation, psychotherapy, and placebo effect. Prog Neurobiol. 2007 mar;81(4):218-36.
- Beauregard M. Effect of mind on brain activity: evidence from neuroimaging studies of psychotherapy and placebo effect. Nord J Psychiatry. 2009;63(1):5-16.
- Bell IR, Caspi O, Schwartz GE, Grant KL, Gaudet TW, Rychener D, Maizes V, Weil A. Integrative medicine and systemic outcomes research: issues in the emergence of a new model for primary health care. Arch Intern Med. 2002 jan 28;162(2):133-40.

- Ben-Shaanan TL, Azulay-Debby H, Dubovik T, Starosvetsky E, Korin B, Schiller M et al. Activation of the reward system boosts innate and adaptive immunity. Nat Med. 2016 aug;22(8):940-4.
- Bormann JE, Aschbacher K, Wetherell JL, Roesch S, Redwine L. Effects of faith/assurance on cortisol levels are enhanced by a spiritual mantram intervention in adults with HIV: a randomized trial. J Psychosom Res. 2009 feb;66(2):161-71.
- Cacha LA, Poznanski RR. Genomic instantiation of consciousness in neurons through a biophoton field theory. J Integr Neurosci. 2014 jun;13(2):253-92.
- Carlson LE, Tamagawa R, Stephen J, Drysdale E, Zhong L, Speca M. Randomized-controlled trial of mindfulness-based cancer recovery versus supportive expressive group therapy amog distressed breast cancer survivors (MINDSET): long-term follow-up results. Psychooncology. 2016;25(7):750-9.
- Carpenter JK, Andrews LA, Witcraft SM, Powers MB, Smits JAJ, Hofmann SG. Cognitive behavioral therapy for anxiety and related disorders: A meta-analysis of randomized placebo-controlled trials. Depress Anxiety. 2018 jun;35(6):502-14.
- Carneiro EM, Borges RMC, de Assis HMN, Bazaga LG, Tome JM, da Silva AP, Borges MF. Effect of complementary spiritist therapy on emotional status, muscle tension and wellbeing of inpatients with HIV/AIDS: a randomized controlled trial-single-blind. J Complement Integr Med. 2019.
- Ceylan ME, Donmez A, Unsalver BO, Evrensel A, Kaya Yertutanol FD. The Soul, as an Uninhibited Mental Activity, is Reduced into Consciousness by Rules of Quantum Physics. Integr Psychol Behav Sci. 2017 dec;51(4):582-97.
- Chida Y, Hamer M, Wardle J, Steptoe A. Do stress-related psychosocial factors contribute to cancer incidence and survival? Nat Clin Pract Oncol. 2008 aug;5(8):466-75.
- Collins FS, Morgan M, Patrinos A. The Human Genome Project: lessons from large-scale biology. Science. 2003 apr 11;300(5617):286-90.
- Crocker RL, Hurwitz JT, Grizzle AJ, Abraham I, Rehfeld R, Horwitz R et al. Real-World Evidence from the Integrative Medicine Primary Care Trial (IMPACT): assessing patient-reported outcomes at baseline and 12-month follow-up. Evid Based Complement Alternat Med. 2019 jun 26;2019:8595409.
- Daher JC Jr, Damiano RF, Lucchetti AL, Moreira-Almeida A, Lucchetti G. Research on experiences related to the possibility of consciousness beyond the brain: a bibliometric analysis of global scientific output. J Nerv Ment Dis. 2017 jan;205(1):37-47.
- Dalmida SG, Holstad MM, Diiorio C, Laderman G. Spiritual well-being, depressive symptoms, and immune status among women living with HIV/AIDS. Women Health. 2009 mar-may;49(2-3):119-43.
- de Campos RJDS, Lucchetti G, Lucchetti ALG, da Rocha Rbeiro TC, Chebli LA, Malaguti C et al. The impact of spirituality and religiosity on mental health and quality of life of patients with active crohn's disease. J Relig Health. 2019 mar 25.
- de Oliveira JAC, Anderson MIP, Lucchetti G, Avila PEV, Gonçalves LM. Approaching spirituality using the patient-centered clinical method. J Relig Health. 2019; 58(1):109-18.
- Doolittle BR, Justice AC, Fiellin DA. Religion, spirituality, and HIV clinical outcomes: a systematic review of the literature. AIDS Behav. 2018 jun;22(6):1792-1801.
- Eggan K, Jaenisch R. Micromanipulating dosage compensation: understanding X-chromosome inactivation through nuclear transplantation. Semin Cell Dev Biol. 2003 dec;14(6):349-58.
- Egli D, Eggan K. Nuclear transfer into mouse oocytes. J Vis Exp. 2006 nov 30;(1):116.
- Ferraro KF, Kim S. Health benefits of religion among black and white older adults? Race, religiosity, and C-reactive protein. Soc Sci Med. 2014 nov;120:92-9.

- Galvão LL. Imunidade e espiritualidade: de janeway, retornando a Jesus. In: Salgado, MRC, organizadora. Saúde integral-uma interação entre ciência e espiritualidade. São Paulo: AME-Brasil; 2017. p. 121-69.
- Georgiev DD, Glazebrook JF. The quantum physics of synaptic communication via the SNARE protein complex. Prog Biophys Mol Biol. 2018 jul;135:16-29.
- Gesselman AN, Bigatti SM, Garcia JR, Coe K, Cella D, Champion VL. Spirituality, emotion distress, and post-traumatic growth in breast cancer survivors and their partners: an actor-partner interdependence modeling approach. Psychooncolgy. 2017;26(10):1691-99.
- Ghanei Gheshlagh R, Sayehmiri K, Ebadi A, Dalvandi A, Dalvand S, Nourozi Tabrizi K. Resilience of Patients With Chronic Physical Diseases: A Systematic Review and Meta-Analysis. Iran Red Crescent Med J. 2016;18(7):e38562.
- Gonçalves JP, Lucchetti G, Menezes PR, Vallada H. Complementary religious and spiritual interventions in physical health and quality of life: A systematic review of randomized controlled clinical trials. PLoS One. 2017 oct 19;12(10):e0186539.
- Gore A, Li Z, Fung HL, Young JE, Agarwal S, Antosiewicz-Bourget et al. Somatic coding mutations in human induced pluripotent stem cells. Nature. 2011 mar 3;471(7336):63-7.
- Goswami A. Consciousness and biological order: toward a quantum theory of life and its evolution. Integr Physiol Behav Sci. 1997 jan-mar;32(1):86-100.
- Goswami A, Todd D. Is there conscious choice in directed mutation, phenocopies, and related phenomena? An answer based on quantum measurement theory. Integr Physiol Behav Sci. 1997 apr-jun;32(2):132-42.
- Green ED, Watson JD, Collins FS. Human Genome Project: twenty-five years of big biology. Nature. 2015 oct 1;526(7571):29-31.
- Gunji YP, Shinohara S, Haruna T, Basios V. Inverse Bayesian inference as a key of consciousness featuring a macroscopic quantum logical structure. Biosystems. 2017 feb;152:44-65.
- Hameroff S, Penrose R. Consciousness in the universe: a review of the 'Orch OR' theory. Phys Life Rev. 2014 mar;11(1):39-78.
- Hameroff SR, Craddock TJ, Tuszynski JA. Quantum effects in the understanding of consciousness. J Integr Neurosci. 2014 jun;13(2):229-52.
- Hill TD, Ellison CG, Burdette AM, Taylor J, Friedman KL. Dimensions of religious involvement and leukocyte telomere length. Soc Sci Med. 2016;163:168-75.
- Holt-Lunstad J, Steffen PR, Sandberg J, Jensen B. Understanding the connection between spiritual well-being and physical health: an examination of ambulatory blood pressure, inflammation, blood lipids and fasting glucose. J Behav Med. 2011 dec;34(6):477-88.
- Houscham AM, Peterson CT, Mills PJ, Chopra D. The effects of stress and meditation on the immune system, human mictobiota, and epigenetics. Adv Mind Body Med. 2017;31(4):10-25.
- Hulett JM, Armer JM, Leary E, Stewart BR, MacDaniel R, Smith K et al. Religiousness, spirituality, and salivary cortisol in brest cancer servivorship: a pilot study. Cancer Nure. 2018;41(2):166-75.
- Hybels CF, George LK, Blazer DG, Pieper CF, Cohen HJ, Koenig HG. Inflammation and coagulation as mediators in the relationships between religious attendance and functional limitations in older adults. J Aging Health. 2014 jun;26(4):679-97.
- Ichida JK, Kiskinis E, Eggan K. Shushing down the epigenetic landscape towards atem cell differentiation. Development. 2010.
- Igamberdiev AU, Shklovskiy-Kordi NE. The quantum basis of spatiotemporality in perception and consciousness. Prog Biophys Mol Biol. 2017 nov;130(Pt A):15-25.
- Ironson G, Kremer H, Lucette A. Relationship between spiritual coping and survival in patients with HIV. J Gen Intern Med. 2016 Sep;31(9):1068-76.

- Ironson G, Stuetzle R, Fletcher MA. An increase in religiousness/spirituality occurs after HIV diagnosis and predicts slower disease progression over 4 years in people with HIV. J Gen Intern Med. 2006 Dec;21 Suppl 5:S62-8.
- Jacobs TL, Eped ES, Lin J, Blackburn EH, Wolkowitz OM, Bridwell DA et al. Intensive meditation training, immune cell telomerase activity, and psychological mediators. Psychoneuroendocrinology. 2011;36(5):664-815.
- Jaenisch R, Hochedlinger K, Eggan K. Nuclear cloning, epigenetic reprogramming and cellular differentiation. Novartis Found Symp. 2005;265:107-18; discussion 118-28.
- Jamali M, Golshani M, Jamali Y. A proposed mechanism for mind-brain interaction using extended Bohmian quantum mechanics in Avicenna's monotheistic perspective. Heliyon. 2019 Jul 27;5(7):e02130.
- Karam A, Clague J, Marshall K, Olivier J, Series FaH. The view from above: faith and health. Lancet. 2015;386(10005):e22-4.
- Kanherkar RR, Stair SE, Bhatia-Dey N, Mills PJ, Chopra D, Csoka AB. Epigenetic mechanisms of integrative medicine. Evid Based Complement Alternat Med. 2017;2017:4365429.
- Kelley AS, Morrison RS. Palliative Care for the Seriously Ill. N Engl J Med. 2015;373(8):747-55.
- Koenig HG. Religion, spirituality, and health: a review and update. Adv Mind Body Med. 2015 summer;29(3):19-26.
- Koenig HG, Nelson B, Shaw SF, Saxena S, Cohen HJ. Religious involvement and telomere length in women family caregivers. J Nerv Ment Dis. 2016;204(1):36-42.
- Kremer H, Ironson G, Kaplan L, Stuetzele R, Baker N, Fletcher MA. Spiritual coping predicts CD4-cell preservation and undetectable viral load over four years. AIDS Care. 2015;27(1):71-9.
- Kruizinga R, Hartog ID, Jacobs M, Daams JG, Scherer-Rath M, Schilderman JB. The effect of spiritual interventions addressing existential themes using a narrative approach on quality of life of cancer patients: a systematic review and meta-analysis. Psychooncology. 2016 mar;25(3):253-65.
- Lago-Rizzardi CD, de Siqueira JT, de Siqueira SR. Spirituality of chronic orofacial pain patients: case-control study. J Relig Health. 2014 aug;53(4):1236-48.
- Lee YR, Enright RD. A meta-analysis of the association between forgiveness of others and physical health. Psychol Health. 2019;1-18.
- Li S, Stampfer MJ, Williams DR, VanderWeele TJ. Association of religious service attendance with mortality among women. JAMA Intern Med. 2016;176(6):777-85.
- Li T, Tang H, Zhu J, Zhang JH. The finer scale of consciousness: quantum theory. Ann Transl Med. 2019 oct;7(20):585.
- Lindeman M, Blomqvist S, Takada M. Distinguishing spirituality from other constructs: not a matter of well-being but of belief in supernatural spirits. J Nerv Ment Dis. 2012;200(2):167-73.
- Liu RT, Hernandez EM, Trout ZM, Kleiman EM, Bozzay ML. Depression, social support, and long-term risk for coronary heart disease in a 13-year longitudinal epidemiological study. Psychiatry Res. 2017;251:36-40.
- Lucchetti G, Aguiar PR, Braghetta CC, Vallada CP, Moreira-Almida A, Vallada H. Spiritist psychiatric hospitals in Brazil: integration of conventional psychiatric treatment and spiritual complementary therapy. Cult Med Psychiatry. 2012 mar;36(1):124-35.
- Lucchetti G, Lucchetti AG, Badan-Neto AM, Peres PT, Moreira-Almeida A, Gomes C, Koening HG. Religiousness affects mental health, pain and quality of life in older people in an outpatient rehabilitation setting. J Rehabil Med. 2011 Mar;43(4):316-22.
- Lucchetti G, Lucchetti AL, Bassi RM, Nobre MR. Complementary spiritist therapy: systematic review of scientific evidence. Evid Based Complement Alternat Med. 2011;2011:835945.
- Lutgendorf SK, Russel D, Ullrich P, Karris TB, Wallace R. Religious participation, interleukin-6, and mortality in older adults. Health Psychol. 2004 Sep;23(5):465-75.

- Lutgendorf SK, Sood AK, Anderson B, McGinn S, Maiseri H, Dao M et al. Social support, psychological distress and natural killer activity in ovarian cancer. J Clin Oncol. 2005 oct;23(28):7105-13.
- Mathews HL, Janusck LW. Epigenetics and psichoneuroimmunology: mechanisms and models. Brain Behav Immun. 2011;25(1):25-39.
- Mathur MB, Epel E, Kind S, Desai M, Parks CG, Sandler DP et al. Perceived stress and telomere length: a systematic review, mata-analysis, and methodologic considerations for advancing the field. Brain Behav immun. 2016 may;54:158-69.
- Medved Kendrick H. Are religion and spirituality barriers or facilitators to treatment for HIV: a systematic review of the literature. AIDS Care. 2017 Jan;29(1):1-13.
- Miller L, Bansal R, Wickramaratne P, Hao X, Tenke CE, Weissman MM et al. Neuroanatomical correlates of religiosity and spirituality: a study in adults at high and low familial risk for depression. JAMA Psychiatry. 2014 feb;71(2):128-35.
- Miller L, Wickramaratne P, Gameroff MJ, Sage M, Tenke CE, Weissman MM. Religiosity and major depression in adults at high risk: a ten-year prospective study. Am J Psychiatry. 2012 jan;169(1):89-94.
- Monod S, Brennan M, Rochat E, Martin E, Rochat S, Büla CJ. Instruments measuring spirituality in clinical research: a systematic review. J Gen Intern Med. 2011;26(11):1345-57.
- Moraes LJ, Miranda MB, Loures LF, Mainieri AG, Mármora CHC. A systematic review of psychoneuroimmunology-based interventions. Psychol Health Med. 2018 Jul;23(6):635-652.
- Moreira-Almeida A. Implications of spiritual experiences to the understanding of mind-brain relationship. Asian J Psychiatr. 2013 Dec;6(6):585-9.
- Paquette V, Beauregard M, Beaulieu-Prévost D. Effect of a psychoneurotherapy on brain electromagnetic tomography in individuals with major depressive disorder. Psychiatry Res. 2009 dec 30;174(3):231-9.
- Paquette V, Lévesque J, Mensour B, Leroux JM, Beaudoin G, Bourgouin P, Beauregard M. Change the mind and you change the brain: effects of cognitive-behavioral therapy on the neural correlates of spider phobia. Neuroimage. 2003 feb;18(2):401-9.
- Patel S, Klagholz S, Peterson CT, Weiss L, Chopra D, Mills PJ. Psychosocial effects of a holistic ayurvedic approach to well-being in health and wellness courses. Glob Adv Health Med. 2019 Apr 29;8:2164956119843814.
- Paulson S, Gates SJ Jr, Wertheim M. The mystery of our mathematical universe. Ann N Y Acad Sci. 2019 dec;1458(1):9-25.
- Penrose R. Consciousness, the brain, and spacetime geometry: an addendum. Some new developments on the Orch OR model for consciousness. Ann N Y Acad Sci. 2001 apr;929:105-10.
- Peres JF, Moreira-Almeida A, Caixeta L, Leão F, Newberg A. Neuroimaging during trance state: a contribution to the study of dossiciation. PLoS One. 2012;7(11):e49360.
- Peres MFP, Kamei HH, Tobo PR, Lucchetti G. Mechanisms behind religiosity and spirituality's effect on mental health, quality of life and well-being. J Relig Health. 2018 oct;57(5):1842-55.
- Popp FA. Cancer growth and its inhibition in terms of coherence. Electromagn Biol Med. 2009;28(1):53-60.
- Popp FA. Properties of biophotons and their theoretical implications. Indian J Exp Biol. 2003 may;41(5):391-402.
- Porter KE, Brennan-Ing M, Burr JA, Dugan E, Karpiak SE. Stigma and psychological well-being among older adults with HIV: the impact of spirituality and integrative health approaches. Gerontologist. 2017 apr 1;57(2):219-228.

- Rafferty KA, Billing AK, Mosack KE. Spirituality, Religion, and Health: The Role of Communication, Appraisals, and Coping for Individuals Living with Chronic Illness. J Relig Health. 2015 oct;54(5):1870-85.
- Rasmussen KR, Stackhouse M, Boon SD, Comstock K, Ross R. Meta-analytic connections between forgiveness and health: the moderating effects of forgiveness-related distinctions. Psychol Health. 2019;1-20.
- Redwine LS, Henry BL, Pung MA, Wilson K, Chinh K, Knight B et al. Pilot Randomized Study of a Gratitude Journaling Intervention on Heart Rate Variability and Inflammatory Biomarkers in Patients With Stage B Heart Failure. Psychosom Med. 2016;78(6):667-76.
- Sajod M, Niazi N, Khosbravi S, Yoghobi A, Rezaei M, Koenig HG. Effect of spiritual counseling on spiritual well-being in Iranion women with cancer: a randomized clinical trial. Complement Ther Clin Pract. 2018;30(2):79-84.
- Schimidt S. Can we help just by good intentions? A meta-analysis of experiments on distant intention effects. J Altern Complement Med. 2012 Jun;18(6):529-33.
- Schlebusch KP, Maric-Oehler W, Popp FA. Biophotonics in the infrared spectral range reveal acupuncture meridian structure of the body. J Altern Complement Med. 2005 feb;11(1):171-3.
- Schmind G, Uberbacher R, Samaras T, Tschabitscher M, Mazal PR. The dielectric properties of human pineal gland tissue and RF absorption due to wireless communication devices in the frequency range 400-1850 mhz. Phys Med Biol. 2007;52(17):5457-68.
- Schwartz JM, Stapp HP, Beauregard M. Quantum physics in neuroscience and psychology: a neurophysical model of mind-brain interaction. Philos Trans R Soc Lond B Biol Sci. 2005 jun 29;360(1458):1309-27.
- Segerstrom SC, Miller GE. Psychological stress and the human immune system: a meta-analytic study of 30 years of inquiry. Psychol Bull. 2004;130(4):601-30.
- Selesnick S, Piccinini G. Quantum-like behavior without quantum physics III: Logic and memory. J Biol Phys. 2019 Dec;45(4):335-66.
- Steinhauser KE, Fitchett G, Handzo GF, Johnson KS, Koenig HG, Pargament KI et al. State of the Science of Spirituality and Palliative Care Research Part I: Definitions, Measurement, and Outcomes. J Pain Symptom Manage. 2017;54(3):428-40.
- Storm L, Tressoldi PE, Risio LD. A meta-analysis with nothing to hide: reply to Hyman (2010). Psychol Bull. 2010 Jul;136(4):491-4.
- Svob C, Liu J, Wickramaratne P, Hao X, Tati A, Kayser J et al. Neuroanatomical correlates of familial risk-for-depression and religiosity/spirituality. Spiritual Clin Prac. 2017 mar;4(1):32-42.
- Tonello L, Gashi B, Scuotto A, Cappello G, Cocchi M, Gabrielli F, Tuszynski JA. The gastrointestinal-brain axis in humans as an evolutionary advance of the root-leaf axis in plants: A hypothesis linking quantum effects of light on serotonin and auxin. J Integr Neurosci. 2018;17(2):177-183.
- Torday JS. The singularity of nature. Prog Biophys Mol Biol. 2019 mar;142:23-31.
- van der Straten A, Huyser C, Wolters L, Denys D, van Wingen G. Long-term effects of cognitive behavioral therapy on planning and prefrontal cortex function in pediatric obsessive-compulsive disorder. Biol Psychiatry Cogn Neurosci Neuroimaging. 2018 Apr;3(4):320-328.
- Van Wagoner N, Elopre L, Westfall AO, Mugavero MJ, Turan J, Hook EW. Reported church attendance at the time of entry into HIV care is associated with viral load suppression at 12 months. AIDS Behav. 2016 aug;20(8):1706-12.
- Vander Weele TJ, Balboni TA, Koh HK. Health and Spirituality. JAMA. 2017;318(6):519-20.
- Vander Weele TJ, Yu J, Cozier YC, Wise L, Argentieri MA, Rosenberg L et al. Attendance at religious services, prayer, religious coping, and religious/spiritual identity as predictors of all-cause mortality in the black women's health study. Am J Epidemiol. 2017;185(7):515-22.

- Verma M, Banerjee HN. Epigenetic inhibitors. Methods Mol Biol. 2015;1238:469-85.
- Vermandere M, De Lepeleire J, Smeets L, Hannes K, Van Mechelen W, Warmenhoven F et al. Spirituality in general practice: a qualitative evidence synthesis. Br J Gen Pract.. 2011;61(592):e749-60.
- Vieten C, Wahbeh H, Cahn BR, MacLean K, Estrada M, Mills P et al. Future directions in meditation research: Recommendations for expanding the field of contemplative science. PLoS One. 2018;13(11):e0205740.
- Waterland RA, Jirtle RL. Transposable elements: targets for early nutritional effects on epigenetic gene regulation. Mol Cell Biol. 2003 aug;23(15):5293-300.
- Wang CW, Chow AY, Chan CL. The effects of life review interventions on spiritual well-being, psychological distress, and quality of life in patients with terminal or advanced cancer: A systematic review and meta-analysis of randomized controlled trials. Palliat Med. 2017 dec;31(10):883-94.
- Zhang J, Xu R, Wang B, Wang J. Effects of mindfulness-based therapy of patients with breast cancer: a systematic review and meta-analysis. Complement Ther Med. 2016;26(6):1-10.
- Zimmer Z, Jagger C, Chiu CT, Ofstedal MB, Rojo F, Saito Y. Spirituality, religiosity, aging and health in global perspective: A review. SSM Popul Health. 2016 may 10;2:373-81.
- Zorrilla EP, Luborsky L, Mckay JR, Rosenthal R, Houldin A, Tax A et al. The relationship of depression and stressors to immunological assays: a meta-analytic review. Brain Behav Immun. 2001;15(3):199-226.

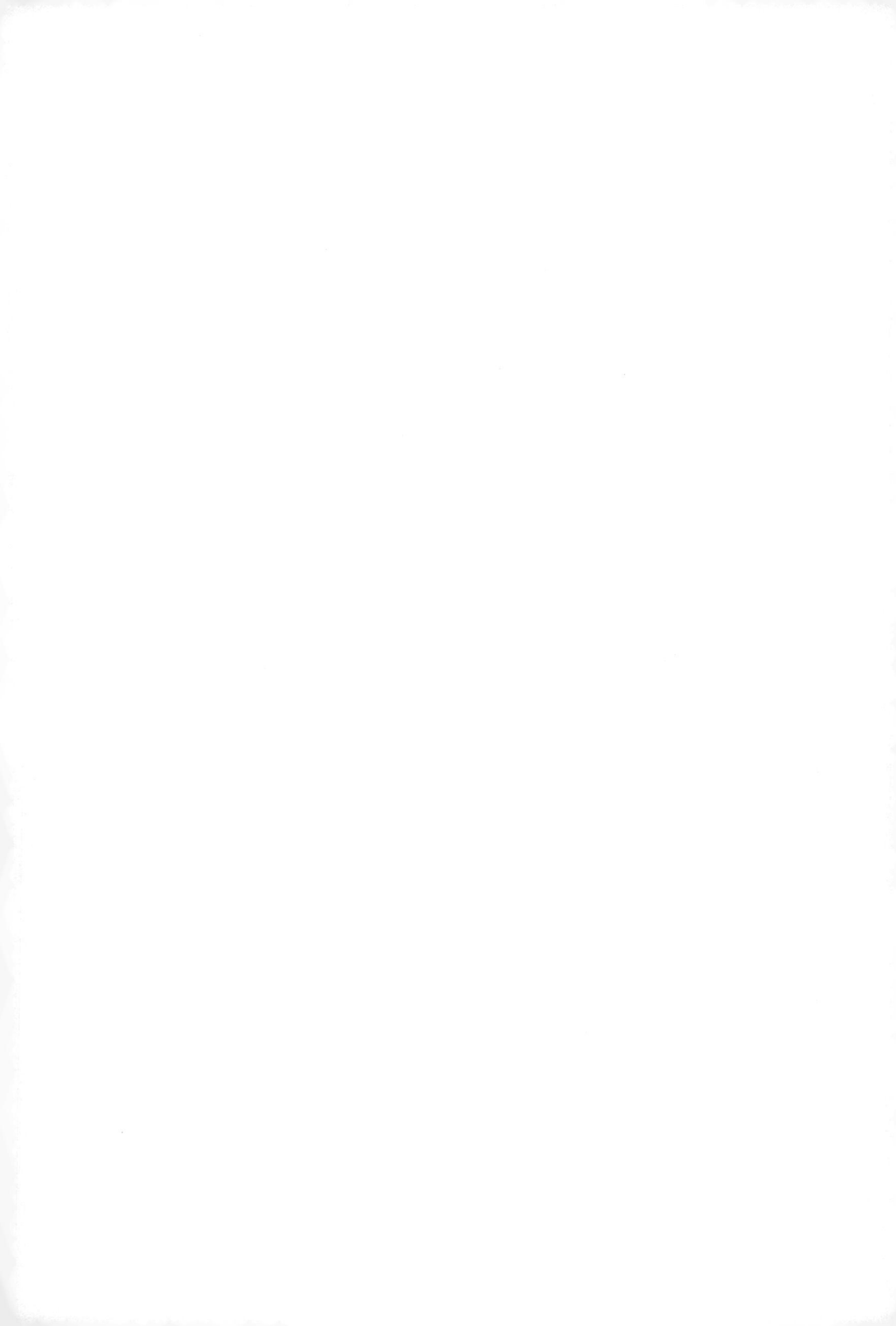

8

Mecanismos Neurofisiológicos no Momento da Prece

■ Alexandre Serafim

A prece e a meditação são duas atividades muito ligadas às questões religiosas e espirituais do ser humano. Até há pouco tempo, não despertavam muita importância no meio científico, principalmente na área médica. Porém, nos processos de adoecimento, a religião torna-se um importante ponto de apoio para a maioria da população, sendo um dos mecanismos de enfrentamento nos momentos de dor e sofrimento impostos por algum agravo no estado de saúde.

Dificilmente alguém, em um momento de maior aflição, não recorre à prece ou se volta para o que considera sagrado, seja Deus, um Santo, uma Força Maior ou algo que para o indivíduo seja superior ou esteja acima dele. Nessas situações, de busca de auxílio por algo intangível, podem ocorrer reações no corpo? Quando buscamos forças em algo que consideramos superior, como se comporta nossa fisiologia? Por mais incrível ou absurdo que pareça aos mais céticos, atualmente essas questões são fatores de investigação e estudos científicos.

Como rezar pode nos favorecer? Como algo tão subjetivo pode tornar-se um fato concreto por análises laboratoriais e reações físicas? Tanto a prece quanto a meditação mostram respostas fisiológicas, que podem ser avaliadas por exames de imagem ou laboratoriais, por meio de análises e dosagens de substâncias no sangue, na urina ou na saliva.

Atualmente, a medicina estuda como a religião e a espiritualidade podem melhorar a qualidade de vida e até mesmo a longevidade. A ressonância magnética funcional (RMf) e a tomografia por emissão de fóton único (SPECT) têm sido utilizadas para mostrar mudanças nos padrões da imagem cerebral no momento da prece. Por meio dessas técnicas, é possível observar como ocorrem maior e menor atividade em determinadas áreas cerebrais, em decorrência de mudanças no fluxo sanguíneo e no metabolismo cerebral.

Estudos que acompanharam pacientes que sofreram lesão cerebral por tumores, ou que foram submetidos a cirurgias neurológicas, puderam observar que, dependendo das áreas afetadas, principalmente nas regiões frontotemporais, ocorria uma diminuição ou perda da religiosidade do paciente, concluindo haver áreas cerebrais associadas a questões religiosas. Outros estudos correlacionam a espiritualidade com a junção temporoparietal, visto que, durante o ato neurocirúrgico em pacientes despertos, havia relatos de experienciarem a sensação de visualização do próprio corpo, fenômeno descrito pela ciência como "experiência fora do corpo". Esse fato foi igualmente relatado por pacientes anestesiados durante um ato cirúrgico. Todos esses trabalhos mostram um interessante circuito neural relacionado com a espiritualidade.

Estudos que analisam os tipos de preces geralmente realizadas pela população identificaram quatro formas mais frequentes:

1. Prece coloquial: quando o indivíduo busca falar com Deus em suas próprias palavras, geralmente pedindo orientações.
2. Prece meditativa: quando o indivíduo busca sentir ou observar a presença de Deus e ter respostas intuitivas.
3. Prece petitória: na qual há pedidos de coisas materiais ou outras necessidades para si ou para outros.
4. Prece ritualística: quando há a utilização de leitura de livros ou textos como forma de prece, além de repetição de preces decoradas.

No entanto, nem toda prece traz benefícios, assim como nem todo religioso tem melhor qualidade de vida. Esses estudos relatam que preces coloquiais e meditativas têm melhor relação com bem-estar e felicidade, mas também podem gerar alguma relação negativa para ansiedade e depressão. As preces petitórias e ritualísticas mostram maiores problemas quanto à saúde mental, com uma relação ainda mais negativa com ansiedade, depressão e problemas sociais e afetivos, os quais são aspectos agravados quando as orações estão associadas a súplicas.

Quanto à meditação, observa-se não haver muita diferença em relação à forma como é praticada, mas sim à constância e há quanto tempo se pratica (ver Capítulo 9).

Nos exames de imagem cerebral, tanto para avaliação funcional quanto metabólica, os estudos evidenciaram mudanças neurofisiológicas, com maior atividade inicialmente nas áreas pré-frontais (Figura 8.1), principalmente no córtex orbitofrontal do hemisfério cerebral esquerdo. Em sequência, a região parietal superior esquerda tem diminuição da sua atividade funcional. Lembrando que as áreas pré-frontais estão diretamente ligadas a todas as nossas funções cognitivas (comportamento social, motivação, associações, raciocínio e outras), e a região parietal, a nossa capacidade proprioceptiva e noção espacial.

No momento meditativo por meio da prece, a maior ativação das regiões pré-frontais do cérebro parece desencadear uma cascata de mudanças funcionais, entre elas a do sistema nervoso autônomo, ocasionando diminuição de frequência cardíaca e relaxamento muscular com sensação de leveza e bem-estar. E, ao mesmo tempo, no eixo hipotalâmico-hipofisário, onde, por ação do núcleo paraventricular, ocorre aumento na produção da ocitocina e consequentemente sua liberação pela neuro-hipófise. Esse fato é comprovado quando da dosagem de sua concentração na saliva e na circulação corpórea.

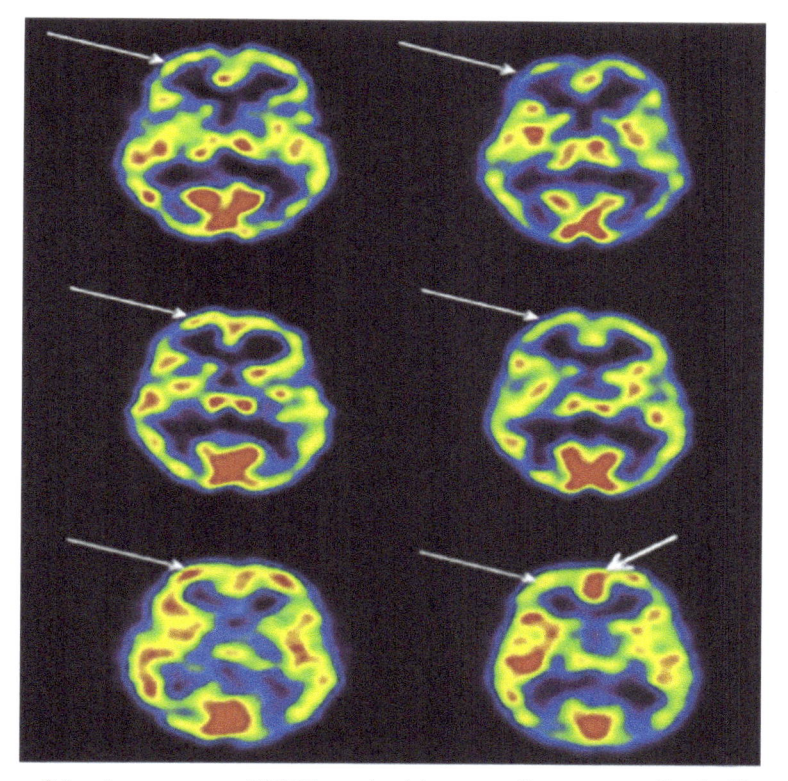

Figura 8.1 – Imagens por SPECT cerebral (tomografia por emissão de fóton único) mostrando aumento da atividade cerebral nas regiões frontais e giro do cíngulo nos indivíduos da terceira coluna, com intensa prática de prece, em relação aos da primeira e da segunda coluna, que realizaram uma prece de forma automática.

Fonte: Newberg (2015; p. 215).

A ocitocina liberada terá ação tanto no sistema nervoso central quanto em diversos órgãos do corpo. No cérebro, apresenta várias interações:

- estimula as vias opioides, liberando endorfinas, melhorando dores e causando sensação de bem-estar;
- age nas amígdalas cerebrais, estimulando as áreas frontais pelas vias dopaminérgicas, melhorando a motivação e o estado de alerta;
- na via serotoninérgica, pela rafe dorsal, aumenta a liberação da serotonina, relacionada com várias funções, mas principalmente com o comportamento social.

Uma vez na circulação sanguínea, a ocitocina atuará em diversos órgãos e sistemas, como:

- timo, no ajuste das funções imunológicas;
- sistema cardiovascular, com melhora na atividade cardíaca e regulação da pressão arterial;
- sistema digestório, melhorando as funções digestivas;
- suprarrenais, com diminuição da liberação do cortisol pela inibição da liberação central da adrenocorticotrofina, reduzindo o estresse.

Lembrando que, atualmente, a ciência estabelece uma relação de níveis altos de cortisol circulantes em pacientes com câncer, sobretudo em mulheres. Em suma, todo esse mecanismo promoverá diminuição do estresse e da ansiedade, melhora do humor e comportamento social, além de uma melhor função digestiva e cardiovascular.

Outro mecanismo interessante é a estimulação, pelo sistema nervoso autônomo, da glândula pineal, fazendo com que os pinealócitos aumentem a liberação da melatonina. Esse hormônio, outrora apenas relacionado com o ciclo do sono e o início da puberdade, na atualidade, tem mostrado inúmeras funções, entre elas ação antioxidante, antidepressiva e neuroprotetora, retardo no envelhecimento, melhora na resposta imune e várias outras ações benéficas ao corpo.

As investigações científicas revelam que uma meditação prolongada pode interferir no funcionamento dos telômeros, estrutura de filamento proteico localizada na ponta dos cromossomos, sendo responsável pela segurança e pela estabilidade da divisão celular. O comprimento dessa estrutura proteica diminui com a idade de maneira lenta e gradual, fato diretamente relacionado com o envelhecimento celular. A manutenção do seu comprimento, para melhor atividade do telômero, se faz pela ação da enzima telomerase, cuja função pode ser melhorada pela meditação. Em contrapartida, o estresse poderá alterar sua atividade, fazendo com que ocorra um encurtamento precoce do telômero, prejudicando os processos de envelhecimento celular e, consequentemente, a disfunção dos tecidos orgânicos, com possíveis adoecimentos e cânceres.

Pesquisas utilizando a eletroencefalografia em monges tibetanos durante a meditação mostraram mudanças na atividade elétrica cerebral, com aumento das ondas alfa nas regiões frontais do cérebro, principalmente no córtex pré-frontal medial e no córtex do cíngulo anterior. Uma maior ativação dessas regiões cerebrais também foi observada no monitoramento por RMf no momento da meditação. O interessante é que esse maior sincronismo das ondas alfa nas áreas cerebrais desencadeia um circuito neuronal que estimula os núcleos autonômicos do tronco cerebral, regulando as funções autonômicas. Outro fator observado nessas pesquisas é a relação da ativação de ambos os córtices citados com uma ação controladora do sistema límbico, modulando respostas emocionais e um maior equilíbrio nas funções do sistema neuroendócrino. Essas respostas funcionais na meditação mostram que, aliviando o estresse, tem-se uma melhor homeostase corporal e que as emoções estão diretamente ligadas às respostas hormonais. Ainda não há pesquisas nesse sentido com relação à prece, porém, considerando a analogia dos mecanismos, provavelmente a prece meditativa deva ter os mesmos efeitos benéficos observados nessas pesquisas.

A partir de todo o material obtido por diversos estudos, começa-se a concluir que fatores até então considerados místicos e subjetivos geram importantes benefícios ao funcionamento orgânico e à saúde mental e, consequentemente, melhoram a qualidade de vida. Se um dos principais desejos da humanidade é a felicidade, a ciência está mostrando que a prece pode ser um caminho (evidência B).

Bibliografia consultada

- Acedo-Rodriguez A, Moni SK, Handa RJ. Oxytocin and estrogen receptors-B in the brain: an overview. Front Endocrinol. 2015 Oct;6(160):1-7.
- Bunning S, Blanke O. The out-off body experience precipitating factors and neural correlates. Prog Brain Res. 2005;150:331-50.
- Conklin QA, King BG, Zanesco AP, Lin J, Hamidi AB, Pokorny JJ et al. Insight meditation and telomere biology: The effects of intensive retreat and the moderating role of personality. Brain Behav Immun. 2018 May;70:233-45.
- Erdman SE. Defining "good health". Aging. 2016;8(12):3157-58.
- Gupta SS, Maheshwari SM, Shah UR, Bharath RD, Dawra NS, Mahajan MS et al. Imaging & neuropsychological changes in brain with spiritual practice: A pilot study. Indian J Med Res. 2018 Aug;148(2):190-9.
- Hajiaghababaei M, Saberi H, Rahnama P, Montazeri A. Spiritual well-being and quality of life in patients with spinal cord injury: A study from Iran. J Spinal Cord Med. 2018 Nov;41(6):653-8.
- Hayward RD, Owen AD, Koenig HG, Steffens DC, Payne ME. Associations of religious behavior and experiences with extent of regional atrophy in the orbitofrontal cortex during older adulthood. Religion Brain Behav. 2011;1(2):103-18.
- Jacobs TL, Epel ES, Lin J, Blackburn EH, Wolkowitz OM, Bridwell DA et al. Intensive meditation training, immune cell telomerase activity, and psychological mediators. Psychoneuroendocrinology. 2011 Jun;36(5):664-81.
- Koenig HG. Religion, spirituality, and health: the research and clinical implications. ISRN Psychiatry. 2012 Dec 16;2012:278730.
- Kremer H, Ironson G, Kaplan L, Stuetzele R, Baker N, Fletcher MA. Spiritual coping predicts CD4-cell preservation and undetectable viral load over four years. AIDS Care. 2015;27(1):71-9.
- Lucchetti G, Lucchetti AL, Bassi RM, Nobre MR. Complementary spiritist therapy: systematic review of scientific evidence. Evid Based Complement Alternat Med. 2011;2011:835945.

- Lutz A, Brefczynski-Lewis J, Johnstone T, Davidson RJ. Regulation of the neural circuitry of emotion by compassion meditation: effects of meditative expertise. PLoS One. 2008 Mar 26;3(3):e1897.
- Ly AL, Saide AR, Richert RA. Perceptions of the efficacy of prayer and conventional medicine for health concerns. J Relig Health. 2020 Feb;59(1):1-18.
- Markus RP, Fernandes PA, Kinker GS, da Silveira Cruz-Machado S, Marçola M. Immune-pineal axis - acute inflammatory responses coordinate melatonin synthesis by pinealocytes and phagocytes. Br J Pharmacol. 2018 aug;175(16):3239-50.
- Mohandas E. Neurobiology of spirituality. Mens Sana Monogr. 2008 jan;6(1):63-80.
- Newberg AB. The neuroscientific study of spiritual practices. Front Psychol. 2014 mar 18;5:215.
- Newberg AB, Wintering NA, Yaden DB, Waldman MR, Reddin J, Alavi A. A case series study of the neurophysiological effects of altered states of mind during intense Islamic prayer. J Physiol Paris. 2015 dec;109(4-6):214-20.
- Poloma MM, Pendleton BF. The effects of prayer and prayer experiences on measures of general well-being. Journal of Psychology & Theology. 1991;19:71-83.
- Rao A, Sibbritt D, Phillips JL, Hickman LD. Prayer or spiritual healing as adjuncts to conventional care: a cross sectional analysis of prevalence and characteristics of use among women. BMJ Open. 2015 jun 25;5(6):e007345.
- Telles S, Raghavendra BR, Naveen KV, Manjunath NK, Kumar S, Subramanya P. Changes in autonomic variables following two meditative states described in yoga texts. J Altern Complement Med. 2013 jan;19(1):35-42.
- Urgesi C, Aglioti SM, Skrap M, Fabbro F. The spiritual brain: selective cortical lesions modulate human self-transcendence. Neuron. 2010 feb 11;65(3):309-19.
- Van Cappellen P, Way BM, Isgett SF, Fredrickson BL. Effects of oxytocin administration on spirituality and emotional responses to meditation. Soc Cogn Affect Neurosci. 2016 oct;11(10):1579-87.
- Yamamoto S, Kitamura Y, Yamada N, Nakashima Y, Kuroda S. Medial profrontal cortex and anterior cingulate cortex in the generation of alpha activity induced by transcendental meditation: a magnetoencephalographic study. Acta Med Okayama. 2006 feb;60(1):51-8.

Benefícios da Meditação para a Saúde Física e Mental

■ Andréia Zeppelin

A meditação pode ser definida como uma prática na qual o indivíduo utiliza técnicas para focar sua mente em um objeto, pensamento ou atividade em particular, com o principal objetivo de um estado de clareza mental e emocional. Sua origem é antiga, já que remonta às tradições orientais, sendo um termo que também tem relação com práticas adotadas por alguns caminhos espirituais ou religiões, como budismo, cristianismo, hinduísmo, islamismo, taoísmo, entre outros.

Willard Johnson, professor e cientista político e um dos pioneiros na pesquisa da história da meditação, cita em seu livro *Do xamanismo à ciência: a história da meditação* que essa prática não tem uma data de nascimento específica, mas que foi criada pela junção de práticas de diversas culturas ao longo do tempo. Ainda, afirma que os primórdios da meditação podem ter tido início há cerca de 800 mil anos. Segundo o autor, os homens primitivos, ao se reunirem em volta da fogueira, mantinham plena atenção no fogo, sendo, provavelmente, os primeiros a colocar em prática o exercício de manter o foco em determinado objeto, possibilitando que, naquele momento, apresentassem menos tensão e mais calma.

Algumas práticas meditativas tiveram destaque com o passar do tempo e sofreram algumas alterações, sendo utilizadas amplamente nos dias de hoje.

Mindfulness tem sua origem no termo *sati* da língua Páli, um dos idiomas em que os discursos de Buda foram escritos há 2.500 anos, muito semelhante ao sânscrito. *Sati*, nessa antiga língua, significa "recordar-se"; no caso, o objeto de sua atenção. É difícil encontrar uma tradução para esse termo e existem verdadeiras dissertações sobre a complexidade de seu significado. Assim, para o budismo, *sati* é o conceito de múltiplas facetas, que inclui não apenas o controle atencional, mas também toda uma série de fatores cognitivos e éticos. O conceito *sati* aparece sistematizado no sermão de Buda chamado *Satipatthana Sutta*, ou *Os quatro fundamentos da atenção plena*. Esse sermão, texto central do budismo, sistematiza o papel da atenção e seu treinamento, situando-o como ponto-chave da doutrina budista.

Buda, depois de sua iluminação, propôs um caminho espiritual para a libertação do sofrimento. O autêntico objetivo do budismo é gerar uma compreensão maior da natureza do sofrimento, de suas causas e dos caminhos para sua cessação. Utilizando-se justamente da consciência introspectiva, que monitora o processo de lembrar e trazer à tona o objeto em foco. Por exemplo, se estamos meditando na respiração, a âncora meditativa é a respiração. Toda vez em que a distração ocorre, é a consciência introspectiva que traz de volta para a atenção na respiração. Essa é a essência do *mindfulness*, voltar para o objeto.

Daniel Goleman, em seu livro *A arte da meditação*, diz que "o ponto de concordância mais forte entre as escolas de meditação é o da importância de se exercitar a atenção", ou seja, mesmo que com abordagens diferentes "elas têm como propósito único a concentração e, portanto, desenvolvem a agudeza da percepção". Vislumbrando a possibilidade de usar a meditação na prática médica, esse autor afirma que "a 2ª metade dos anos 1970 presenciou uma inundação de pesquisas sobre a meditação, enfocando principalmente os seus benefícios para a saúde".

Um dos responsáveis por trazer práticas meditativas e contemplativas para o contexto clínico-acadêmico e científico no ocidente, sem vínculo religioso, e com o objetivo de auxiliar pessoas que sofriam de dores ou outras doenças crônicas, na busca de uma melhor qualidade de vida, foi o biólogo e doutor em biologia molecular Jon Kabat-Zin. Em 1979, ele criou o programa de *Mindfulness Based Stress Reduction* (MBSR), no centro médico da Universidade de Massachusetts, com a proposta de trazer a concentração e o pensamento para o momento atual, de forma intencional e sem julgamentos – neste, o praticante deve se esforçar para tentar banir o envolvimento com lembranças, pensamentos ou quaisquer preocupações.

Mindfulness foi traduzida como "atenção plena" e tem como definição a consciência que emerge de prestar atenção com o propósito no momento presente, de uma maneira não julgadora ao desdobramento da experiência momento a momento. Tal estado permite uma observação "às coisas e aos fenômenos" (experiências internas e externas) de maneira mais imediata, tal como surgem, como realmente são, sem prejulgamentos ou juízos prévios de valor. Uma experiência diferente da que geralmente ocorre no dia a dia, pois o ser humano sempre tende a observar a realidade por meio de filtros cognitivos (em geral, experiências prévias ou crenças pessoais), os quais são, via de regra, propensos a vieses de avaliação, interferindo prejudicialmente na tomada de decisão.

O conceito de *mindfulness* apresenta três componentes:

1. Atenção: o estado de consciência, que inclui levar a atenção a cada atividade ou fenômeno enquanto está ocorrendo momento a momento. Segundo os estudos da Universidade de Harvard, a mente humana permanece cerca de 47% do tempo ausente, ou desatenta. Nesse estado de desatenção, a mente fica "à deriva" em pensamentos ou imagens sobre eventos passados ou planos futuros ou, ainda, em associações de pensamentos. Consequentemente, impossibilita a observação da experiência direta dos fenômenos, internos e externos, com plena consciência. A pesquisadora Ellen Langer afirma que "todos estamos sofrendo com a desatenção".

2. Atitude: já *mindfulness*-atenção plena não é apenas atenção ou concentração. Além da autorregulação da atenção, envolve uma qualidade atencional específica, fundamental, que pode ser caracterizada como uma "atitude mental" de abertura e curiosidade diante da experiência. Essa atitude pode ser traduzida como mente ou olhar de principiante, ou, ainda, como aceitação. Nesse caso, a aceitação não significa resignação, mas uma atitude mental em observar o fenômeno como ele é, evitando prejulgamentos, ideias preconcebidas ou juízos prévios de valor.

3. Intenção: o praticante tem a "intenção" ou "decide acessar" esse estado ou não. Isso quer dizer que sempre há uma escolha: estar ou não no estado de *mindfulness*, estar ou não em uma atitude de abertura não julgadora. Com o treinamento regular dessa prática, as habilidades podem ser desenvolvidas e se tornar "naturais" e aplicáveis ao cotidiano, mas sempre é uma escolha consciente acessar esse estado mental.

Conforme as atividades acadêmicas e a formação de instrutores por Joh Kabat Zinn foram crescendo, outros pesquisadores possibilitaram a criação de novos protocolos para atender a necessidades específicas, como:

- Terapia cognitiva-comportamental baseada em *mindfulness* (MBCT), 1995. União da terapia cognitiva-comportamental com MBSR; criada por Mark Williams (Oxford), Zindel Segal (Toronto) e John Teasdale (Cambridge). Indicada para pessoas com ansiedade e histórico de depressão. Em 2010, esse protocolo foi incluído no Instituto Nacional de Saúde e Excelência Clínica do Reino Unido.

- Programa de *mindfulness* para dor e a doença (MBPI), 2001. União dos protocolos MBSR E MBCT; criado por Vidyamala Burch, que alguns anos depois fundou o Instituto Breathworks na Inglaterra. Indicado para dor crônica e doença.

- Programa de prevenção e recaída baseado em *mindfulness* (MBRP), 2006. União da terapia cognitiva-comportamental e da prevenção de recaídas. Fundado por Alan Marlatt, Sarah Bowen e Neha Chawla (Washington). Indicado para adictos. No Brasil, esse protocolo é reconhecido. Em virtude das pesquisas realizadas no Brasil, o protocolo também é indicado para comportamentos impulsivos, ansiosos e insônia.
- Programa baseado em *mindfulness* e alimentação consciente (MB-EAT), 2008. União do MBSR com MB-EAT criado por Lynn Rossy, Eat For Life. Indicado para pessoas com transtornos alimentares.
- Promoção de saúde baseado em *mindfulness* (MBHP), 2009. União do MBSR, MBCT e MBRP. Criado por Marcelo Demarzo *et al*. da Universidade Federal de São Paulo (Unifesp). Indicado para estresse crônico, cansaço, falta de atenção e concentração, irritabilidade e queda de desempenho.
- Programa de promoção de saúde baseado em *mindfulness* para educadores (MBHP-EDUCA), 2019. Criado por Marcelo Demarzo e pesquisadores da Unifesp. Indicado para promoção de saúde na escola.

Com base nesses protocolos e em muitos outros, surgiram várias publicações de pesquisas e revisões que revelaram que as terapias baseadas em *mindfulness* mostram eficácia no tratamento de uma série de condições clínicas, incluindo ansiedade, depressão, abuso de substâncias, transtornos alimentares, insônia, câncer e dor crônica. Além disso, *mindfulness* influencia positivamente aspectos da saúde física, incluindo a função imunológica, redução da pressão sanguínea e dos níveis de cortisol e melhora da atividade dos telômeros (filamento proteico presente nos cromossomos, importante no processo de envelhecimento celular). *Mindfulness* tem sido usada com sucesso no tratamento de distúrbios e melhora da saúde, demonstrando efeitos positivos no bem-estar psicológico de indivíduos saudáveis, atuando na promoção, proteção da saúde e melhora do funcionamento cognitivo.

Vários pesquisadores investigam os efeitos da meditação no sistema nervoso, antes e depois das Intervenções Baseadas em *Mindfulness* (MBI). Utilizando equipamentos que avaliam a atividade neural, como: eletroencefalograma (EEG), magnetoencefalograma (MEG), ressonância magnética funcional (RMf), tomografia computadorizada por emissão de pósitrons (PET-scan) ou espectroscopia no infravermelho próximo (NIRS – *near-infrared spectroscopy*). Em alguns experimentos, por meio do estudo de volume cerebral por RM, em um programa de 8 semanas de treinamento em *mindfulness*, houve aumento do volume da substância cinzenta no giro para-hipocampal posterior esquerdo, como efeito desse treino na prática de compaixão e bondade amorosa. Essa região faz parte do sistema límbico, importante para a regulação das emoções, o que não foi encontrado em outras práticas, como atenção focada ou atenção aberta. A formação hipocampal é importante para a formação de memórias declarativas, de conhecimentos gerais como a autobiografia e noção espacial.

Pesquisas mostraram diminuição na atividade das amígdalas cerebrais, quando expostas a estímulos emocionais negativos, em comparação a não meditadores. Também em pacientes ansiosos, apontaram que os programas podem trazer benefícios no tratamento de transtorno de ansiedade ou mesmo para a regulação emocional da população em geral. Estudos confirmam que a prática contínua e persistente de *mindfulness* altera as redes neurais e aumenta as conexões entre regiões dos dois hemisférios. Algumas das modificações encontradas na atividade cerebral durante as práticas meditativas foram:

- Prática focada: as estruturas com maior atividade foram córtex pré-motor, córtex cingulado anterior e medial. Nessa prática, as estruturas com menor atividade foram córtex cingulado posterior e lobo parietal inferior.

- Recitação de mantras: as estruturas com maior atividade foram córtex pré-motor, área motora suplementar, putâmen, globo pálido lateral, giro fusiforme, cúneo e pré-cúneo. Nessa prática, a estrutura com menor atividade foi o córtex insular anterior.

- Monitoramento aberto: as estruturas com maior atividade foram área motora suplementar, córtex cingulado anterior dorsal, área motora pré-suplementar, córtex inferior e córtex pré-motor. Nessa prática, a estrutura com menor atividade cerebral foi o núcleo pulvinar do tálamo.

- Prática de compaixão amorosa: as estruturas com maior atividade foram córtex insular anterior, sulco parieto-occipital, córtex somatossensorial e lobo parietal inferior. Nesse experimento, não houve relato de estrutura cerebral com menor atividade.

Estudos apontam que os mecanismos cognitivos desenvolvidos com a prática de *mindfulness* podem modificar padrões e dar novos significados a estados emocionais, como um novo aprendizado, proporcionando uma alteração na autopercepção e na autorrepresentação de quem medita, modificando sua maneira de "se ver" e de "ver o mundo". Um novo padrão cognitivo baseado em modificações nas redes neurais, a neuroplasticidade em ação.

As práticas de *mindfulness*, além de favorecerem a conexão entre as áreas cerebrais, contribuem para a conexão entre as pessoas, como mostram os estudos que investigam a empatia, a compaixão e o comportamento pró-social.

Quanto à área da educação, alunos e professores que passaram por uma MBI, adaptada para o ambiente escolar, podem desenvolver melhores indicadores gerais de bem-estar, autocuidado e desempenho cognitivo, além de redução do estresse e de sintomas físicos de dor, desconforto e cansaço. Há melhora na relação estudante-professor, redução da sintomatologia do transtorno do déficit de atenção e hiperatividade, promoção de regulação emocional e redução do estresse entre jovens na idade escolar.

As MBI têm sido pesquisadas extensivamente nas últimas quatro décadas, mostrando seus benefícios. Dessa maneira, é um tanto estranho falar em "riscos" e "perigos" quando se trata de *mindfulness* ou de meditação. Tais preocupações fazem parte do que foi denominado movimento de "reação consciente" ou "*mcmindfulness*", explorado pela mídia. Mais especificamente, essas preocupações surgiram de acordo com um número crescente de relatórios empíricos e anedóticos de que a participação em uma MBI levou a comprometimento da memória executiva, despersonalização, ataques de pânico, episódios psicóticos e dependência. Os autores destacam que é de suma importância que o instrutor que oferece o treinamento ou a sessão cumpra uma série de "normas de segurança" para os participantes, envolvendo a completa triagem destes (estado de saúde geral, saúde mental, presença ou não de trauma recente, uso de medicamentos, histórico psiquiátrico e outros). É fundamental que pessoas interessadas no tema procurem instrutores com prática pessoal estabelecida, que tenham estudado em instituições sérias e que continuem vinculados a formações e instituições. Se forem procurar na tradição (budismo-hinduísmo), é importante que o busquem em centros de meditação com reputação sem promessas de cura e felicidade. Meditação, seja qual for a técnica adotada, não é indicada para todas as pessoas.

Para os estudantes e profissionais que pretendem trabalhar com *mindfulness*, é importante que se orientem procurando centros de formação que ofereçam parâmetros de excelência em *mindfulness* e que sejam reconhecidos. No Brasil, já há formações de protocolos estandardizados. *Mindfulness*, quando vira "produto de mercado", exige extremo cuidado.

No final, o poder terapêutico e transformador de *mindfulness* e atenção plena é inegável. É um convite para permanecer na consciência neste momento atemporal chamado de "agora" e reside em estar atento ao milagre e à beleza do ser e das possibilidades infinitas de ser, conhecer, aprender e ter uma vida plenamente vivida, experienciada com consciência, abertura, curiosidade e profunda gentileza, a cada momento da existência (evidências B e C).

Bibliografia consultada

- Bowen S, Witkiewitz K, Dillworth TM, Chawla N, Simpson TL, Ostafin BD et al. Mindfulness meditation and substance use in an incarcerated population. Psychol Addict Behav. 2006 sep;20(3):343-7.
- Carlson LE, Speca M, Faris P, Patel KD. One year pre-post intervention follow-up of psychological, immune, endocrine and blood pressure outcomes of mindfulness-based stress reduction (MBSR) in breast and prostate cancer outpatients. Brain Behav Immun. 2007 nov;21(8):1038-49.
- Davidson RJ, Kabat-Zinn J, Schumacher J, Rosenkranz M, Muller D, Santorelli SF et al. Alterations in brain and immune function produced by mindfulness meditation. Psychosom Med. 2003 jul-aug;65(4):564-70.

- Demarzo M, Campayo JG. Manual Prático de Mindfulness. Curiosidades e Aceitação. São Paulo: Palas Athena; 2015.
- Demarzo M, Oliveira DR., Terzi AM, Campayo JG. Mindfulness para profissionais da educação. São Paulo: Senac; 2020.
- Golemn D, Davidson RJ. A ciência da meditação, como transformar o cérebro, a mente e o corpo. Rio de Janeiro: Objetiva; 2017.
- Jacobs TL, Epel ES, Lin J, Blackburn EH, Wolkowitz OM, Bridwell DA et al. Intensive meditation training, immune cell telomerase activity, and psychological mediators. Psychoneuroendocrinology. 2011 jun;36(5):664-81.
- Johnson W Do xamanismo à ciência: uma história da meditação. São Paulo: Cultrix; 1982.
- Kabat-Zinn J. Viver a catástrofe total: como utilizar a sabedoria do corpo e da mente para enfrentar o estresse, a dor e a doença. São Paulo: Palas Athena; 2017.

10

Espiritualidade no Tratamento da Dependência Química

■ Alejandro Victor Daniel Vera

Aspectos socioculturais e ritualísticos do uso de substâncias

As substâncias de uso mais comum acompanham a história da humanidade há milhares de anos. Existem registros muito antigos de drogas, cujo uso é diversificado, como o ópio utilizado para fins ditos medicinais há, pelo menos, 3.500 anos. Outras referências foram feitas a respeito da *Cannabis*, popularmente conhecida como maconha, cujos registros apontam igualmente ao uso medicinal e remontam a antigos herbários chineses. Além dessas, têm-se o vinho, com referências bíblicas, e o tabaco, fumado ou mascado, no caso de suas folhas, no hemisfério ocidental. Assim, levantamentos realizados pela arqueologia e antropologia demonstram que substâncias permeiam a história da humanidade.

Esse entendimento é essencial para compreender a maneira como qualquer substância pode impactar o seu usuário. Estudiosos de diversas áreas, que incluem tanto as ciências naturais quanto humanas, identificam três importantes fatores nesse impacto, o qual não se limita às propriedades psicofarmacológicas da substância em si. Envolvem, igualmente, o estado psicológico e o universo sociocultural do indivíduo. Estes últimos avaliam os valores, as noções e outros saberes específicos de cada sociedade. Assim, direções que valorizem dimensões transculturais, sociais e ritualísticas permitem uma compreensão mais ampla da dependência química e a utilização de outros meios que valorizem as crenças e o próprio indivíduo.

A transculturalidade favorece a comparação entre duas ou mais culturas ou a realização de estudos que comparam variáveis e como elas são impactadas em distintos meios. No uso de drogas, estudos podem ser direcionados pela epidemiologia, história, antropologia, sociologia, economia e, naturalmente, pela medicina, por meio, especificamente, da psiquiatria, que se esforça por padronizar diagnósticos e compreender os impactos biopsicossociais no indivíduo, estabelecendo meios terapêuticos. Em todo caso, tal padronização torna-se discrepante pela atuação psiquiátrica em diferentes países, afetando a confiabilidade estatística, o tratamento e o prognóstico da dependência química, além de outras condições clínicas associadas. Surge, assim, a necessidade de ampliar os olhares, pois se o uso e o abuso de substâncias têm a potencialidade de definir a toxicomania, orientados por processos socioculturais localizados na história, a dependência química também é um fenômeno que extrapola o sujeito, sendo fruto de um desenvolvimento de diversos saberes, técnicas e práticas. O diagnóstico médico é indiscutível, mas a ideia do que vai além possibilita a aplicação de outras práticas capazes de ajudar o sujeito em seu processo de saúde e doença. Nesse quesito, a espiritualidade ganha destaque como instrumento de aplicabilidade clínica, individual e coletiva.

O neuropsiquiatra e psicólogo armênio-francês, Jean-Michel Oughourlian, classifica as toxicomanias em três grupos:

1. Toxicomania de massa ou povo: conta com o consentimento da sociedade e se encontra instituída, sendo um dispositivo de integração social, por exemplo o uso do álcool.

2. Toxicomania de grupo ou comunitária: o contexto social é reduzido e suas ligações são asseguradas por uma rede mais vasta; porém, não conta com a adesão de toda a sociedade. No seio desses grupos, há certos rituais de iniciação e de adesão aos seus valores. É o caso do uso da *cannabis* no mundo ocidental.

3. Toxicomania solitária ou individual: motiva a rejeição não apenas da sociedade como um todo, mas também do grupo em que ela ocorreu. Isolado, o indivíduo percebe-se excluído do mundo que o rodeia, dos amigos e, inclusive, da família. Estreita-se a relação entre ele e a substância, reduzindo-a aos fatores de impacto biológico, causados pela substância em uso. Condição mais rara, embora auxilie na construção do olhar para a dependência química, é fruto do uso de substâncias como a heroína e o *crack*.

Tem-se, assim, no constructo dos diversos grupos das toxicomanias, a importância dos códigos e rituais envolvidos na sociedade. Esses rituais, conforme o antropólogo Victor Turner, são considerados eventos extraordinários, cerimônias com códigos que exercem passagens do tempo, do dito *status* social ou da superação de uma crise. Nas sociedades pós-Revolução Industrial, nas quais se separam as esferas do trabalho e do ritual, surge a esfera do lazer, que se apresenta como campo de produção simbólica. E esse lazer marca as festividades religiosas ou pagãs. As festas, em toda sociedade e cultura, são espaços para o exagero, experimentações, violações de regras e tabus. Nesse universo sociocultural e antropológico em que nascem os rituais, nasce o que é compreendido, do ponto de vista médico, como dependência química, a qual não se trata simplesmente de uma questão fisiológica.

Classificação e diagnóstico

Como já citado, trata-se de um desafio padronizar diagnósticos que sirvam de base para a classificação do que é compreendido em termos médicos. Vários são os termos utilizados para se referir ao uso ou ao abuso de drogas, e a expressão "dependência" é empregada quando se fala de transtornos por uso de substâncias. O Quadro 10.1 indica uma série desses termos relacionados com o uso. Em psiquiatria, há dois principais motivos que tornam desafiador o consenso de critérios que definam as doenças mentais. Um deles é o fato de que a classificação dos sintomas depende do examinador, portanto da subjetividade de quem analisa à luz da fenomenologia. O outro refere-se ao desconhecimento da maioria dos mecanismos fisiopatológicos que envolvem as doenças mentais, os quais costumam ser de ordem multifatorial.

Quadro 10.1 – Termos relacionados com o uso de substâncias	
Dependência	Uso repetido de uma droga ou substância química, com ou sem dependência física. Dependência física indica um estado fisiológico alterado em razão da administração repetida de uma droga, cuja cessação resulta em uma síndrome específica
Abuso	Uso de qualquer tipo de droga, em geral autoadministrada, de um modo que desvia dos padrões médicos ou aceitos socialmente
Uso indevido	Semelhante ao abuso, mas normalmente se aplica ao uso problemático de fármacos receitados por médicos
Adição	Uso repetido e crescente de uma substância, cuja privação faz surgir sintomas de sofrimento e compulsão irresistível de usar o agente novamente, e que leva, também, à deterioração física e mental

(Continua)

Quadro 10.1 – Termos relacionados com o uso de substâncias (Continuação)	
Intoxicação	Síndrome reversível causada por uma substância específica (p. ex., álcool), que afeta uma ou mais das seguintes funções mentais: memória, orientação, humor, discernimento e funcionamento comportamental, social ou profissional
Abstinência	Síndrome específica de cada substância que ocorre após a interrupção ou redução da quantidade da droga ou da substância de uso regular durante um período prolongado. A síndrome se caracteriza por sinais e sintomas fisiológicos, além de alterações psicológicas, como perturbações no pensamento, nos sentimentos e no comportamento. Também chamada de "síndrome de abstinência" ou "síndrome de descontinuação"
Tolerância	Fenômeno no qual, após a administração repetida, determinada dose da droga produz um efeito reduzido, ou doses cada vez maiores são necessárias para se obter o efeito observado com a dose original. A "tolerância comportamental" reflete a capacidade do indivíduo de desempenhar tarefas apesar dos efeitos da droga
Tolerância cruzada	Refere-se à capacidade de uma substância de ser substituída por outra, sendo que cada uma normalmente produz os mesmos efeitos fisiológicos e psicológicos (p. ex., diazepam e barbitúricos). Também conhecida como "dependência cruzada"
Neuroadaptação	Alterações neuroquímicas ou neurofisiológicas no corpo que resultam da administração repetida de uma droga. A neuroadaptação explica o fenômeno de tolerância. Adaptação farmacocinética se refere à adaptação do sistema de metabolização no corpo. Adaptação celular ou farmacodinâmica se refere à capacidade do sistema nervoso de funcionar apesar de níveis sanguíneos elevados da substância nociva
Codependência	Termo utilizado para se referir a familiares afetados ou que influenciam o comportamento do indivíduo que abusa de substância. Relacionado com o termo "facilitador", que é a pessoa que contribui para o comportamento aditivo do indivíduo (p. ex., fornecer drogas diretamente ou os meios para adquiri-la). Facilitação também inclui a relutância de um familiar em aceitar a adição como um transtorno psiquiátrico ou negar que o indivíduo abusa de uma substância

Fonte: Kaplan e Sadock (2017).

Em todo caso, existem critérios selecionados que auxiliam na construção de um diagnóstico, facilitando o diálogo médico e um direcionamento terapêutico. Um modelo esquemático da Organização Mundial da Saúde (OMS) (Figura 10.1) possibilita, em partes, sua classificação e possibilita, em parte, a classificação e o diagnóstico do uso ou abuso das diversas substâncias. Em termos de manuais de classificação, têm-se o DSM-5 (5ª edição do *Manual Diagnóstico e Estatístico de Transtornos Mentais*), da Associação Americana de Psiquiatria, e a CID-10 (10ª edição da Classificação Internacional de Doenças), da OMS. O DSM-5 se divide em quatro categorias, sendo (1) transtorno por uso de substância, (2) intoxicação por uso de substância, (3) abstinência de substância e (4) transtorno mental induzido por substância.

Já a CID-10, a mais utilizada em termos classificatórios, está organizada de modo que o primeiro caractere, ou seja, a letra F, designe o capítulo relativo aos transtornos mentais e comportamentais. O segundo caractere designa o subgrupo de transtornos descritos. O número 1 após a letra F indica o subgrupo de transtornos decorrentes do uso de substância e o terceiro, a classe da substância. O quarto diz respeito ao transtorno decorrente do uso daquela substância (Quadro 10.2). Para os critérios relativos à dependência, conforme a CID-10, deve haver três ou mais das manifestações a seguir, ocorridas de maneira conjunta por pelo menos 1 mês, ou, se persistirem por períodos menores que 1 mês, devem ter ocorrido conjuntamente, de modo repetido, durante um período de 12 meses.

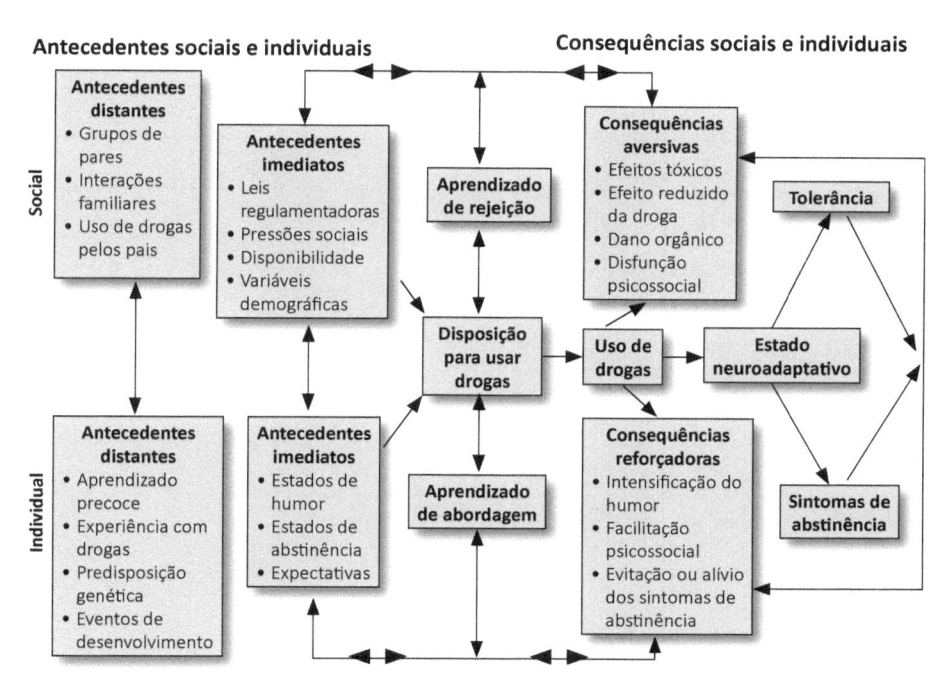

Figura 10.1 – Modelo esquemático para classificação e diagnóstico do uso de substâncias pela Organização Mundial da Saúde.
Fonte: Kaplan e Sadock (2017).

Quadro 10.2 – Classificação dos transtornos por uso e abuso de substâncias segundo o CID-10	
F10	Transtornos mentais e comportamentais decorrentes do uso de álcool
F11	Transtornos mentais e comportamentais decorrentes do uso de opioides
F12	Transtornos mentais e comportamentais decorrentes do uso de canabinoides (maconha)
F13	Transtornos mentais e comportamentais decorrentes do uso de sedativos e hipnóticos
F14	Transtornos mentais e comportamentais decorrentes do uso de cocaína
F15	Transtornos mentais e comportamentais decorrentes do uso de outros estimulantes, incluindo a cafeína
F16	Transtornos mentais e comportamentais decorrentes do uso de alucinógenos
F17	Transtornos mentais e comportamentais decorrentes do uso de fumo (tabaco)
F18	Transtornos mentais e comportamentais decorrentes do uso de solventes voláteis
F19	Transtornos mentais e comportamentais decorrentes do uso de múltiplas drogas e do uso de outras substâncias psicoativas
0	Intoxicação aguda
1	Uso nocivo para a saúde
2	Síndrome de dependência
3	Estado de abstinência
4	Estado de abstinência com delírio
5	Transtorno psicótico
6	Síndrome amnésica
7	Transtorno psicótico residual e de início tardio
8	Outros transtornos mentais e de comportamento
9	Transtorno mental e de comportamento não especificado

Fonte: Organização Mundial da Saúde (1997).

Os critérios envolvidos são:
- evidência de tolerância aos efeitos da substância;
- estado fisiológico de abstinência quando o uso da substância é reduzido ou interrompido;
- forte desejo ou compulsão de consumir a substância;
- comprometimento da capacidade de controlar o comportamento de uso da substância em termos de seu início, término ou quantidade;
- preocupação com o uso da substância, manifestada pela redução ou pelo abandono de importantes prazeres ou interesses alternativos;
- uso persistente apesar de evidências claras de consequências nocivas, evidenciadas pelo uso continuado, quando o indivíduo está efetivamente consciente (ou se espera que esteja) da natureza e da extensão dos efeitos nocivos.

Espiritualidade e dependência química

Qual a importância de incluir a espiritualidade no tratamento de um paciente, seja ele portador de algum transtorno psiquiátrico ou mesmo de qualquer outro tipo de adoecimento? Por que seria necessária, como poderia ser incluída ou mesmo em que momento? Existem estudos consistentes capazes de fundamentar a sua prática clínica? Os questionamentos são diversos, em especial quando se desloca o olhar na direção do passado, o qual se apresenta nebuloso na relação histórica entre ciência e espiritualidade. Em todo caso, sabe-se que não há novidade no fato de que médicos abordam as necessidades espirituais dos pacientes. Suas raízes são de longa data, revelando a existência de um diálogo entre religião, medicina e assistência à saúde com menos ruídos do que seria imaginado.

Primeiro, é importante entender que espiritualidade pode ser definida como um sistema de crenças que enfoca elementos intangíveis, que transmite vitalidade e significado a eventos da vida. Essa crença pode mobilizar energias e iniciativas extremamente positivas, com potencial ilimitado para melhorar a qualidade de vida da pessoa. Não necessariamente, dentro desse sistema de crenças, a pessoa se encontra vinculada a uma religião institucionalizada, mas alimenta um conjunto de valores que colaboram para esse entendimento mais amplo da espiritualidade inserida em seus aspectos socioculturais.

Ronald Numbers, professor de História da Ciência e da Medicina na Universidade de Wisconsin-Madison, Estados Unidos, e presidente da International Union of the History and Philosophy of Science, levanta mitos e verdades sobre a relação entre ciência e religião. Numbers aponta como mitos, normalmente ensinados nas escolas, a proibição de necropsias e dissecações de cadáveres, a supressão do crescimento da Filosofia Natural (nome antigo da Ciência) e o ensino, por parte dos cristãos, de que a Terra era plana, isso tudo durante a Idade Média. Segundo o professor, não passam de inverdades, dado que os fatos indicam a Igreja Católica Romana como a maior investidora em Astronomia entre o final da Idade Média e o Iluminismo, além do fato de que escolas de origem religiosa deram origem a Universidades, diversos hospitais destinados a pacientes com transtornos mentais foram organizados por monges e sacerdotes, entre outros.

É possível que as maiores falhas na comunicação já existentes entre Ciência e Espiritualidade tenham iniciado a partir do século XX, dificultando sua abordagem na prática clínica. Escritos de Sigmund Freud, neurologista austríaco e pai da Psicanálise, e Gustav Stanley Hall, importante psicólogo norte-americano, influenciaram de maneira negativa a visão em relação à Religião e à Espiritualidade. Ambos acreditavam que o processo religioso gerava neurose e que teorias psicológicas o substituiriam como propiciadoras de visão de mundo e fonte de tratamento. Textos de forte teor antirreligioso foram, assim, escritos nas décadas de 1980 e 1990, baseados em crenças pessoais, e não em pesquisas científicas ou estudos sistemáticos.

Fenômeno distinto, no entanto, tem ocorrido atualmente. Surge a retomada do diálogo entre a Ciência e a Religião/Espiritualidade, como demonstram diversos estudos. Harold Koenig, médico psiquiatra e geriatra, uma das maiores autoridades mundiais no assunto, realizou um levantamento que indica aumento superior a 600% em artigos científicos envolvendo Ciência e Religião/Espiritualidade, comparando os anos de 1970 e o início do presente século. A influência da religiosidade, como fenômeno resultante de vários fatores, tem se tornado digna de estudo. Estilo de vida, suporte social, sistema de crenças, práticas religiosas, formas de expressar estresse, direção e orientação espiritual podem influenciar a saúde humana de maneira positiva.

Um estudo de revisão feito pelos pesquisadores Alexander Moreira Almeida, Francisco Lotufo Neto e Harold Koenig, publicado pela *Revista Brasileira de Psiquiatria*, em 2006, indica associação positiva entre religiosidade e saúde mental. Os autores se utilizaram de várias bases de dados, identificando 850 artigos publicados ao longo do século XX, além de atualização com artigos publicados após o ano 2000 e a descrição de pesquisas conduzidas no Brasil. A grande maioria dos estudos indicou maior bem-estar psicológico (satisfação com a vida, felicidade, afeto positivo e moral mais elevado); menores índices de depressão, pensamentos e comportamentos suicidas, uso/abuso de álcool/drogas.

A religiosidade e espiritualidade são identificadas de maneira clara como fatores de proteção ao uso de substâncias, em diversos níveis, tanto no Brasil quanto no exterior. Os estudos apontam que a frequência regular a um culto religioso, ou quando existe importância à própria crença, ou, ainda, quando existe uma prática das propostas da religião professada, há menores índices de consumo de drogas lícitas ou ilícitas. Também se sabe que a educação religiosa na infância se mostra como um possível fator de proteção ao consumo de drogas. Além disso, dependentes químicos apresentam índices melhores de recuperação quando se aborda a questão da espiritualidade, de qualquer origem, no tratamento, comparado àqueles em que essa abordagem não ocorre (evidências A e B).

Como exemplo dessa relação, alguns estudos, apresentados a seguir, apontam para um menor consumo de substâncias. Um estudo de 1985, realizado por Adlaf e Smart, com 2.066 adolescentes canadenses, examinou a relação entre o uso de substâncias e diversas maneiras de mensurar a religiosidade, como a afiliação religiosa, a religiosidade e a frequência à igreja. A afiliação não diferiu entre os usuários, quer fossem católicos, protestantes ou sem religião. No entanto, índices de religiosidade e a frequência à igreja se diferenciaram entre os usuários e os não usuários de maneira significativa. Quem pouco frequentava a igreja ou que não praticava a sua religião era mais propenso a ser usuário de álcool e de outras substâncias. Em outro estudo de 1985, Lorch e Hughes pesquisaram 13.878 estudantes, concluindo que a importância dada à religião foi o fator protetor fundamental para o não consumo de drogas.

Em 1992, um estudo de Hawks e Bahr sugeriu que a religiosidade, ou seja, a sua prática, retarda o primeiro uso do álcool, influenciando, igualmente, na menor frequência posterior do seu consumo. As observações dessa pesquisa ratificaram que a frequência a igrejas e sinagogas estaria inversamente relacionada com o uso de álcool e de outras drogas. Koenig *et al.*, em 1994, ao examinarem a relação entre o alcoolismo e as diversas atividades religiosas, constataram que as pessoas que frequentavam a igreja regularmente e eram engajadas em preces e leituras de cunho evangélico apresentavam menores índices de alcoolismo.

Outros estudos, abordando as diferenças de gênero perante o uso de substâncias, apontam dados interessantes no que diz respeito à postura diante da religiosidade. Em um levantamento norte-americano de 1998, realizado entre 210 universitários por Poulson *et al.*, notou-se que, entre as mulheres, a crença religiosa estava relacionada com a cautela em relação ao consumo do álcool e das drogas. Já para os homens, a religiosidade só foi identificada como protetora do consumo de outras drogas, que não o álcool e o tabaco. Na Escócia, em um estudo realizado em 1999 por Engs e Mullen, essa relação também foi verificada entre universitários de cursos das áreas de saúde e educação, observou-se que, embora tanto os homens quanto as mulheres praticantes de uma religião consumissem menos substâncias do que os não pertencentes a nenhum grupo religioso, eles sempre faziam um consumo mais intenso, sendo também mais tolerantes em relação ao consumo de drogas lícitas e ilícitas.

Em 2004, Stylianou, com o objetivo de entender fatores pelos quais a religiosidade poderia ser considerada protetora do consumo de substâncias, investigou padrões de consumo e conceitos de religiosidade entre 276 universitários do Chipre. Os resultados sustentaram o princípio de que a religiosidade controla de maneira indireta as atitudes perante o consumo de drogas pela percepção, conforme a crença, da imoralidade que o ato representa. Em 2006, duas pesquisas, de Kein *et al.* e Brown, objetivaram o consumo de drogas, especificamente entre mulheres, e apontaram para o papel protetor da religiosidade como algo que as influenciou, acarretou menor consumo de drogas, assim como favoreceu sua diminuição, quando já eram consumidas.

No Brasil, embora haja menos estudos na área, foi publicado por Sanchez *et al.*, em 2004, um estudo qualitativo que ratifica os resultados internacionais quantitativos, evidenciando que a maior diferença entre os adolescentes usuários de substâncias e os não usuários, de classe social baixa, era a sua religiosidade e a da sua família. Os autores observaram que 81% dos não usuários praticavam a religião professada por vontade própria e admiração, mas apenas 13% dos usuários faziam o mesmo. No entanto, nesse segundo grupo, a prática religiosa estava diretamente relacionada com a busca da reabilitação, após o consumo abusivo dessas substâncias.

Também em 2004, Dalgalarrondo *et al.* realizaram um estudo no qual avaliaram 2.287 estudantes de escolas dos sistemas público e particular de Campinas (SP). Verificaram que o uso intenso de, pelo menos, uma droga (álcool, tabaco, maconha, solventes, cocaína, êxtase e medicamentos) foi maior entre os que não foram educados em termos religiosos durante a infância. Já no ano de 2006, Silva *et al.*, pesquisadores da Universidade de São Paulo (USP), realizaram um estudo com 926 universitários, afirmando que, aqueles que tinham uma renda familiar alta e não professavam nenhuma religião, corriam maior risco de consumir substâncias. Além disso, detectaram a ausência de bebedores excessivos entre os espíritas e os protestantes praticantes.

Espiritualidade e tratamentos

Há pouco material descrito no Brasil a respeito dos ditos "tratamentos" religiosos de reabilitação proporcionados nas instituições religiosas, mesmo que a observação do público aponte para resultados promissores nesse tipo de intervenção, em uma clara valorização dos aspectos socioculturais nos quais se encontra inserido. Quando se consideram temas relativos à espiritualidade e à religiosidade no tratamento da dependência química, há preferência por grupos com base espiritual, tais quais os alcoólicos anônimos (AA), mas não religiosos. Esses grupos poderiam proporcionar excelente campo de estudo no entendimento mais amplo no constructo da dependência química, como padronização diagnóstica.

A maioria das pesquisas baseadas nos programas de tratamento realizados por igrejas fundamenta-se na corrente protestante, a qual foi pioneira nessa área logo após a Segunda Guerra Mundial ao implementar programas de recuperação em instituições evangélicas nos Estados Unidos. No entanto, na década de 1960, a igreja católica também iniciou atividades nesse sentido, colaborando com a reabilitação em dependência química. Em populações carentes, segundo Hansen, sobretudo nas quais a religião influencia em questões sociais, tratamentos religiosos oferecidos pelas igrejas evangélicas, sem intervenção médica, têm ganhado espaço e aumentado em número de igrejas e adeptos.

Observa-se grande impacto da religiosidade e da espiritualidade no tratamento da dependência química, sugerindo, como já apontado diversas vezes, que o vínculo religioso facilita a recuperação e diminui os índices de recaída dos pacientes submetidos aos diversos tipos de tratamento. Um estudo indicou que, dentro de um grupo dos narcóticos anônimos (NA), observou-se um melhor índice de recuperação associado a uma prática religiosa formal, ou seja, aqueles que, além de frequentarem as reuniões do grupo tinham um vínculo com alguma religião, apresentavam mais sucesso na manutenção da sua abstinência (evidência B).

Sanchez, em 2006, por meio de um estudo brasileiro qualitativo buscou esclarecer os mecanismos da intervenção religiosa proposto pelas três maiores religiões brasileiras: o catolicismo, o protestantismo e o espiritismo. Os evangélicos foram os que mais utilizaram o recurso religioso como forma exclusiva de tratamento, apresentando forte repulsa ao papel do médico e a qualquer tipo de tratamento farmacológico. Também foram os que descreveram maior intensidade na crise vivida, em especial quanto às drogas ilícitas. Os espíritas foram os que buscaram maior apoio terapêutico em relação à dependência de drogas lícitas, em complemento ao tratamento convencional. O comum em todos os tratamentos é a oração como meio muito valorizado, utilizado como método para controlar a fissura pela droga. Para os evangélicos e os católicos, a confissão e o perdão, respectivamente, pela conversão da fé ou pelas penitências, exercem forte apelo à reestruturação da vida e ao aumento da autoestima. O que manteve os participantes desse estudo na instituição religiosa e na abstinência do consumo de drogas foi a admiração pelo bom acolhimento recebido, a pressão positiva do grupo e a oferta de uma reestruturação da vida com o apoio incondicional dos líderes religiosos. Além disso, a religião lhes oferece condições de refazer os seus vínculos de amizade, por meio da realização de diversas atividades ocupacionais voluntárias, facilitando, assim, o seu afastamento da droga e dos seus parceiros igualmente vinculados.

Amplamente conhecido, o já citado grupo dos AA apresenta forte influência da espiritualidade na sua estrutura. Não se trata de um grupo formalmente "religioso", mas sua estrutura é baseada na tradição protestante americana, servindo como modelo de conduta terapêutica em muitos grupos religiosos de ajuda mútua. Importante destacar que, apesar de serem conhecidos como grupos de autoajuda, o processo básico de funcionamento indica forte estrutura na ajuda mútua entre os seus membros. O modo de atuação baseia-se no apoio incondicional dos companheiros que se encontram com condição emocional semelhante, permitindo que os membros se socorram mutuamente.

Considerações finais

Assim, mais além das pesquisas científicas, com dados consistentes, indicativos de uma associação positiva entre espiritualidade e saúde mental, especificamente no que se refere ao uso ou abuso de substâncias, encontram-se razões relativas à prática clínica que sustentam sua abordagem. Sabe-se, naturalmente, que muitos pacientes são religiosos e suas crenças os auxiliam a lidar com aspectos diversos da vida. Crenças religiosas influenciam decisões dos profissionais da saúde, em especial em situações críticas. Como já apresentado, atividades e crenças religiosas se encontram relacionadas com melhor saúde e qualidade de vida e muitos pacientes gostariam que os médicos abordassem suas necessidades religiosas ou espirituais.

O entendimento dos aspectos socioculturais dos pacientes portadores de transtornos mentais, em especial de dependentes químicos, possibilita a ampliação de recursos terapêuticos que não se circunscrevem ao tratamento médico, o qual é essencial ao acompanhamento que deve ser realizado perante o paciente e não exclui outros meios que se mostram eficazes. A abordagem da espiritualidade/religiosidade deve se tornar ponto passivo na coleta da história espiritual do paciente, buscando acessar áreas básicas que o auxiliem em seu processo de melhora.

O paciente usa a religião ou a espiritualidade para ajudá-lo a lidar com a doença? O paciente é membro de alguma comunidade religiosa? Existe alguma questão ou preocupação sobre os ditos "problemas espirituais"? O paciente tem alguma crença que possa influenciar o tratamento médico? Tais questões podem auxiliar o profissional, ou os profissionais, a fortalecer o vínculo terapêutico, assegurando que as necessidades espirituais dos pacientes sejam atendidas. É possível utilizar as crenças do paciente para que haja maior aderência a um tratamento, contando com recursos da comunidade na qual ele se encontre inserido, buscando sempre o objetivo comum de melhora e cura, no entendimento mais amplo do termo.

Bibliografia consultada

- Diehl A, Cordeiro DC, Laranjeira R (orgs.). Dependência química: prevenção, tratamento e políticas públicas. Porto Alegre: Artmed; 2011.
- Koenig HG. Espiritualidade no cuidado com o paciente. 2. ed. São Paulo: Folha Espírita; 2012.
- Moreira-Alemida A, Lotufo Neto F, Koenig HG. Religiosidade e saúde mental: uma revisão. Revista Brasileira de Psiquiatria. 2006;28(3):242-50.
- Organização Mundial da Saúde. CID-10 Classificação Estatística Internacional de Doenças e Problemas Relacionados à Saúde. 10. rev. vol. 1. São Paulo: Universidade de São Paulo; 1997.
- Organização Mundial da Saúde. CID-10 Classificação Estatística Internacional de Doenças e Problemas Relacionados à Saúde. 10. rev. vol. 2. São Paulo: Universidade de São Paulo; 1997.
- Panzini RG, Bandeira DR. Coping (enfrentamento) religioso/espiritual. Revista de Psiquiatria Clínica. 2007;34(supl. 1):126-35.
- Saad M, Masiero D, Battistella LR. Espiritualidade baseada em evidências. Acta Fisiátrica. 2001;8(3):107-12.
- Sadock BJ. Kaplan e Sadock. Compêndio de psiquiatria: ciência do comportamento e psiquiatria clínica. 11. ed. Porto Alegre: Artmed; 2017. p. 616-80.
- Sanchez ZM, Nappo AS. A religiosidade, a espiritualidade e o consumo de drogas. Revista de Psiquiatria Clínica. 2007;34(supl. 1):73-81.
- Sanchez ZM, Nappo AS. Intervenção religiosa na recuperação de dependentes de drogas. Revista de Saúde Pública. 2008;42(2):265-72.

11

Epigenética e Sua Relação com a Espiritualidade

■ Alexandre Serafim

A história da genética, a partir da metade do século XIX, apresenta uma interessante sequência de fatos que, nos dias atuais, culmina em uma verdadeira revolução no conhecimento dos organismos e dos intricados mecanismos de funcionamento do corpo humano, auxiliando no conhecimento de doenças e possíveis tratamentos.

Desde os estudos do biólogo e monge Agostiniano Gregor Johann Mendel (1822-1884), que, em 1865, trouxe a conhecimento a hereditariedade, e das pesquisas do bioquímico Johann Friedrich Miescher (1844-1895), que, em 1869, ao estudar o núcleo dos leucócitos, levou à descoberta do DNA (ácido desoxirribonucleico), a ciência, nessa área, vem evoluindo de maneira espantosa. O mais fascinante é que, apesar de todas essas conquistas, tem-se a sensação de estar longe do fim.

Neste capítulo, não serão discorridos os fundamentos da Genética e as questões de hereditariedade, já bem definidos, e sim as situações que vão além das heranças gênicas, principalmente após as conclusões do Projeto Genoma Humano, quando finalizou o mapeamento do código genético humano. Esse importante projeto foi iniciado em 1990 pelo Instituto Nacional de Saúde dos Estados Unidos, sob a chefia do biólogo e geneticista James D. Watson, e, posteriormente, pelo geneticista Francis S. Collins, com a colaboração de um consórcio formado por vários laboratórios em diversos países; e, em 2003, chegou à conclusão do mapeamento. Foram mapeados cerca de 99,9% do genoma humano, e algumas conclusões, de certa maneira, frustraram os pesquisadores. Primeiro, eles achavam que encontrariam mais de 100 mil genes, mas identificaram cerca de 25 mil, os quais eram responsáveis por codificar perto de 50% das proteínas conhecidas. Ainda, no mapeamento genético de cereais, vegetais e animais, observaram que algumas espécies tinham quase tantos genes quanto os humanos. Então, surgiu a dúvida: o que torna os humanos tão complexos, tanto em questões físicas quanto mentais?

Toda essa evolução nas pesquisas e no conhecimento dos genes em relação à enorme complexidade do ser humano gerou importantes questionamentos: os genes comandam ou são comandados? São os genes que definem as pessoas? Ou se ajustam às necessidades humanas e são influenciados pelo ambiente? Poderia existir algo além ou acima dos genes influenciando sua expressão? E as questões espirituais do ser: podem ter relação com a genética ou será o contrário? A religiosidade e a espiritualidade podem ter alguma ação na expressão gênica?

Esses questionamentos ocasionaram a busca de novos conceitos e um melhor entendimento da forma como nossos genes são regulados por meio da Epigenética – termo utilizado nos estudos que avaliam o funcionamento dos genes e como os fatores externos podem interferir em sua expressão, sem que a sequência do DNA tenha sido alterada, além da possibilidade de essas mudanças serem transmitidas para gerações futuras.

Esses estudos estão chegando a conclusões interessantes. Entre elas, que hábitos de vida, condições sociais e fatores alimentares, entre outros, podem interferir em proteínas que formam a cromatina do DNA, ocasionando pequenas alterações e mudanças na sua expressão.

A pesquisa desenvolvida por Waterland e Jirtle, em 2003, mostrou como suplementações na dieta de ratas pode alterar a expressão gênica da prole, ocasionando, em alguns, mudança na cor da pelagem, diabetes e câncer, sem alterar a sequência genética em relação aos demais filhotes da mesma prole, os quais saíram idênticos à mãe, sem qualquer uma das alterações clínicas descritas nos demais.

Considerado um dos principais biólogos e cientistas desta era, Rupert Sheldrake tem demonstrado em suas pesquisas que novas experiências vivenciadas por um espécime podem influenciar outros indivíduos do mesmo espécime, assim como sua prole, sem que ambos tivessem passado pela mesma experiência ou aprendizado, processo batizado de "ressonância mórfica". Portanto, se experiências vivenciais podem ser transmitidas às próximas gerações, sem mudanças no código genético, há muito que estudar e pesquisar sobre o assunto, na busca das respostas de como os genes humanos são regulados, ou o que está regulando esses genes.

Avanços no conhecimento do eletromagnetismo e por quais mecanismos esses campos podem ser dosados ou medidos culminaram no desenvolvimento de equipamentos cada vez mais sofisticados para essas análises e medições. Físicos e cientistas de diversas áreas estão adquirindo novos conhecimentos sobre estruturas orgânicas e inorgânicas. Como exemplo, têm-se, nas membranas citoplasmáticas das células, trocas iônicas, as quais geram continuamente atividade elétrica em milivolts, processo chamado "potencial elétrico da membrana". Como todas as células estão em constante atividade, há um potencial elétrico contínuo gerado pelo corpo humano. Lembrando que, pela própria comprovação da física, toda atividade elétrica gera magnetismo. Então, o corpo gera potenciais eletromagnéticos, principalmente o cérebro e o coração, batizados pela ciência de "campo bioeletromagnético". Quando se realizam exames como o eletroencefalograma, eletrocardiograma e, atualmente, a magnetoeletroencefalografia, pode-se visualizar toda essa atividade energética pela formação de ondas que variam em comprimento e amplitude, de acordo com o funcionamento dos órgãos em medição. O interessante é que as oscilações das ondas medidas têm estreita relação com os sentimentos e pensamentos, ou seja, o estado emocional pode afetar a atividade eletromagnética das células humanas.

Estudos mostram que não é o núcleo que comanda a célula, mas a célula é que emite comandos ao núcleo para ativar genes que retornarão com o código necessário para a produção de proteínas e substâncias necessárias ao bom funcionamento celular. Nessa linha de raciocínio, pode-se concluir que, se os sentimentos e os pensamentos modificam o campo eletromagnético e este tem ação sobre as células, as quais, por sua vez, influenciam os genes para produção de proteínas, compreende-se que quem comanda todas as funções orgânicas são os desejos e as vontades. Em outras palavras, os sentimentos e pensamentos são importantes fatores epigenéticos no comando do ser.

Para se ter uma ideia do quanto uma atividade eletromagnética pode interferir no funcionamento celular, Xie *et al.*, em 1994, realizaram um experimento no qual foi aplicada uma corrente em milivolts na membrana citoplasmática das células. Esse potencial permitiu o funcionamento da bomba sódio-potássio ATPase (enzima adenosina trifosfato) sem a necessidade da ação da molécula do ATP na geração necessária de energia para sua plena atividade. Algo interessante também foi comprovado no experimento dos pesquisadores Tang *et al.*, em 2018, ao observarem que um fragmento de DNA colocado em solução aquosa pode alterar sua transcrição, quando submetido a um pulso eletromagnético fraco.

A ciência vem demonstrando que a espiritualidade tem efeitos interessantes sobre a atividade fisiológica do corpo físico. Tem-se observado que pessoas com maior frequência em ambientes religiosos ou que mantêm afinidade com grupos em atividades religiosas apresentam melhor qualidade de vida e maior longevidade. Há estudos mostrando que práticas religiosas ou espirituais, como prece e meditação, têm influência sobre a frequência cardíaca, a pressão arterial, o sistema imunológico e a melhora do equilíbrio nas funções hormonais, além de redução nos níveis de estresse e ansiedade.

Considerando essas possibilidades, pode-se inferir que a espiritualidade pode ser um fator epigenético, já que gera mudanças de hábito, melhora a qualidade de vida e auxilia em uma homeostase mais equilibrada. Possivelmente, sentimentos altruístas, pacienciosos, tolerantes e compassivos também sejam fatores de mudança no padrão bioenergético, interferindo por mecanismos epigenéticos na expressão dos genes.

Todos esses conhecimentos que unem Epigenética, Física Quântica, Neurociências, Biologia Molecular e outras, quando associados aos mecanismos bioenergéticos desencadeados pela ação dos sentimentos, dão um novo panorama para outra forma no entendimento das reais causas dos adoecimentos. Contudo, novas pesquisas precisam ser conduzidas nessa proposta para melhor entendimento e comprovação desses interessantes achados. Ainda há muito que aprender nesse campo de estudo (evidência B).

Bibliografia consultada

- Cobb M. Hereditary before genetics: a history. Nature Rev Gen. 2006 dec;7(12):953-58.
- Cohen S, Popp FA. Biophoton emission of human body. Indian Journal of Experimental Biology. 2003 may;44:440-45.
- Gayon J. From mendel to Epigenetics: history of genetics. C.R. Biologies. 2016;339:225-30.
- Lipton BH. The Biology of belief. New York: Hay House; 2015.
- Kobayashi M, Iwasa T, Tada M. Polychromatic spectral pattern analysis of ultra-weak photon emissions from a human body. Journal of Photochemistry and Photobiology. 2016 mar;154:186-90.
- Kuehner JN, Bruggeman EC, Wen Z, Yao B. Epigenetic Regulations in Neuropsychiatric Disorders. Front Genet. 2019 apr 4;10:268.
- Moraes F, Góes A. A decade of human genome Project conclusion: scientific diffusion about our genome knowledge. Biochem Mol Biol Edu. 2016 may/june;44(3):215-23.
- Rein G, McCraty R. Local and non-local effects of coherent heart frequencies on conformation changes of DNA. In: Proceedings of the joint USPA/IAPR. Milkawaukee, Wisconsin: Psychotronics Conference; 1993.
- Rein G. Bioinformation within the biofield: beyond bioelectromagnetics. J Altern Complement Med. 2004 feb;10(1):59-68.
- Rudenko A, Tsai LH. Epigenetic modifications in the nervous system and their impact upon cognitive impairments. Neuropharmacology. 2014 may;80:70-82.
- Seldrake R. Uma nova ciência da vida. São Paulo: Cultrix; 2013.
- Seldrake R. Setting Science free from materialism. Explore. 2013;9:211-18.
- Tang BQ, Li T, Bai X, Zhao M, Wang B, Rein G et al. Rate limiting factors for DNA transduction induced by weak electromagnetic field. Electromagn Biol Med. 2019;38(1):55-65.
- Xie TD, Marszalek P, Chen YD, Tsong TY. Recognition and processing of randomly fluctuating electric signals by Na,K-ATPase. Biophys J. 1994 sep;67(3):1247-51.
- Zwart HAE. In the begining was the genome: genomics and the bi-textuality of human existence. The New Bioethics. 2018 mar;24(1):26-43.
- Waterland RA, Jirtle RL. Transposable elements: targets for early nutricional effects on epigenetics gene regulation. Mol Cel Biol. 2013 aug;23(5):5293-300.
- Watson JD, Crick FHC. Molecular structure of nucleic acids. Nature. 1953 apr;171:737-38.

12

Medicina e Espiritualidade à Luz da Física Moderna

■ André Luiz Oliveira Ramos

> Para os crentes, Deus está no princípio das coisas. Para os cientistas, no final de toda reflexão.
> (Max Planck)

Muitos fenômenos da natureza são estudados pela Física desde os tempos mais remotos da humanidade. Com os avanços dessa importante área da ciência, foi possível a compreensão racional de fenômenos que tinham uma interpretação mística, ou de ordem divina, como a formação dos raios, relâmpagos e trovões, a natureza do Sol e o movimento de translação da Terra. Nessa contínua evolução, descobriu-se e passou-se a ter um melhor entendimento sobre as energias, até o momento invisíveis aos olhos da ciência, como o magnetismo, a eletricidade e as ondas eletromagnéticas. Com essas descobertas, surgem novas invenções, como instrumentos que permitiram à humanidade acessar universos desconhecidos, destacando o microscópio eletrônico e óptico, a espectroscopia, a difração de raios X, os telescópios e os sofisticados equipamentos para captura de imagem do corpo humano, como os tomógrafos e os aparelhos de ressonância.

Os fenômenos classificados como de ordem espiritual, embora sejam fenômenos da natureza, raramente são pesquisados pela academia no ramo da Física atual. Os mecanismos de ação de terapias espirituais sobre o corpo físico, com foco na cura e autocura pela fé, ainda necessitam ser mais bem compreendidos. As curas a distância, as técnicas de imposição de mãos, as experiências de quase morte, o poder da oração e a hipótese da transmissão do pensamento ou intenção direcionada ainda são importantes desafios para a ciência.

O corpo humano é formado em média por 7×10^{27} átomos, e todos eles podem ser compreendidos à luz da teoria quântica inaugurada por Max Planck. As descobertas dos últimos 100 anos sobre a natureza vibracional da matéria, aliadas ao conhecimento sobre espiritualidade, podem contribuir com o entendimento dos possíveis mecanismos das terapias espirituais.

Campo magnético do coração e os sentimentos

Pesquisadores do HeartMath Institute, liderados pelo Ph.D. Rollin McCraty, mostraram que o coração gera um campo magnético em torno do corpo humano. Medições do magnetismo cardíaco utilizando magnetômetro de SQUID (*superconducting quantum interference device*), que são os dispositivos mais sensíveis na atualidade para medida de campo magnético, mostram que o campo magnético produzido pelo coração é 100 a 10 mil vezes mais forte que o campo magnético produzido pelo cérebro e pode ser detectado a 7 m de distância do corpo, em todas as direções (Figura 12.1). Você, caro leitor, pode estar em uma franca inter-relação de campos magnéticos com os que estão ao seu lado ou nas proximidades neste exato momento.

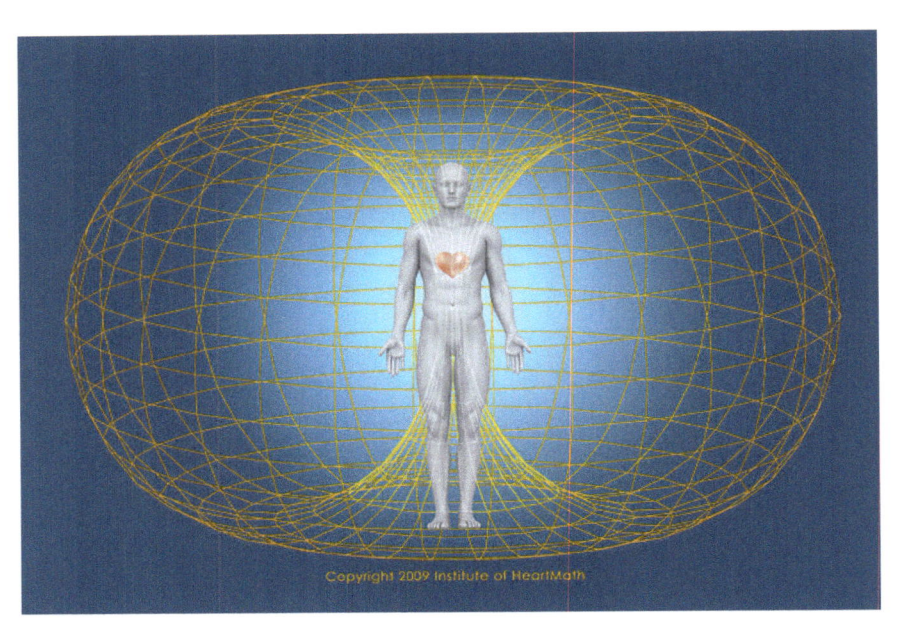

Figura 12.1 – O campo magnético do coração.
Fonte: HeartMath Institute (2015, p. 36).

Para um melhor entendimento do que isso significa, deve-se comparar o campo magnético do ímã com o do coração: no primeiro, ele é constante, e, no segundo, é variável, com um espectro de frequências. Essas frequências são dependentes dos tipos de emoções e sentimentos.

Como pode ser observado na Figura 12.2, para o sentimento de raiva, há um padrão específico de intensidade em função da frequência. Ao contrário, na situação afetiva de agradecimento, a distribuição de intensidades em função da frequência apresenta maiores picos nas frequências iniciais do gráfico – em 1 Hz e 4 Hz – com pouca variação, de máximos de 12 Hz a 20 Hz, quando comparado ao gráfico da situação de raiva.

Os seres humanos são fontes de campo magnético, gerado a partir dos múltiplos sentimentos e emoções, como gratidão, amor, raiva, medo, alegria, confiança etc. Quando se está sentindo raiva e alguém chega ao seu lado, essa pessoa pode também sentir raiva por indução eletromagnética. Esse fato poderá acontecer porque o corpo humano funciona como um "sensor" de campo magnético, mas o fato de a pessoa perceber a raiva, como no exemplo, não significa que ficará nesse estado emocional, a menos que ela alimente esse estado ou aceite passivamente mudar de estado emocional. Já quando se dá um abraço em alguém com intenso amor, pode-se vibrar em um padrão de frequências capaz de induzir a alteração orgânica no outro indivíduo. Caso quem receba o abraço também esteja em uma sintonia de amor, ocorrerá o fenômeno de ressonância, ampliando a intensidade de ambos os campos, e a sensação percebida será extremamente salutar ou saudável.

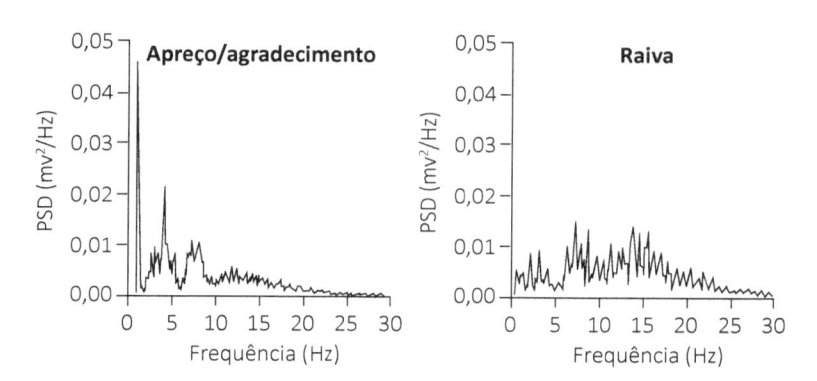

Figura 12.2 – Espectro do eletrocardiograma (ECG) durante diferentes estados emocionais. Os gráficos são a média da potência de 12 indivíduos, no período de 10 segundos dos dados do ECG, os quais refletem os padrões de informação do campo eletromagnético gerado pelo coração. O gráfico da esquerda é um exemplo do espectro obtido durante sincera e sustentada experiência de apreço/agradecimento. O gráfico da direita retrata um espectro obtido durante o sentimento de raiva.

Fonte: Adaptada de HeartMath Institute (2015, p. 38).

Observa-se, assim, a possibilidade da existência de uma via de comunicação codificada através dos campos magnéticos humanos, o que reforça as questões de terapias espirituais e tratamentos por imposição de mãos. Nessa via, há um indivíduo emissor com intenção direcionada comunicando seus estados de sentimentos, por intermédio dos padrões biomagnéticos do corpo, a um indivíduo receptor, cujo organismo pode ser induzido a alterações biomagnéticas que restabeleçam o estado orgânico.

A "mente" da matéria

Fótons – a voz do átomo

Em 14 de dezembro de 1900, o físico teórico Max Karl Ernst Ludwig Planck anunciou a Lei da Radiação, referindo-se à constante que seria chamada mais tarde de "constante de Planck" (h), em sua homenagem. Ao estudar a radiação emitida por corpos aquecidos, Planck assumiu que a onda ou radiação eletromagnética não era emitida continuamente, mas por pequeníssimos pacotes discretos de energia. É como se o fluxo contínuo da água fosse interpretado como constituído por pacotes infinitesimais de gotículas de H_2O. De acordo com a Lei de Planck, a energia de radiação é o produto da constante de Planck (h) com a frequência da radiação. Esse dia entrou para a história como o nascimento da Física Quântica, anunciando uma nova era na ciência.

Cinco anos depois, Albert Einstein usou a constante de Planck para explicar os mecanismos do efeito fotoelétrico. Por exemplo, ao se pressionar o botão do controle remoto da TV, ela recebe fótons do controle, decodifica e executa a função. Einstein demonstrou por experimento que a luz é formada por partículas de energia – os fótons –, cada um carregando uma quantidade (*quantum*) de energia. Esses estudos demonstraram experimentalmente que ondas eletromagnéticas têm a propriedade de partículas. Nasceu, assim, o conceito de dualidade onda-partícula da radiação eletromagnética.

O salto quântico

Em seguida, o físico Niels Henrik David Bohr usou a teoria de Planck para explicar a estabilidade do átomo e sua estrutura. Bohr imaginou que elétrons se movem em certas órbitas ao redor do núcleo sem irradiar energia. Quando um estímulo externo é aplicado, o átomo pode absorver energia, ocorrendo um salto quântico, ou seja, o elétron muda para uma órbita de maior energia e, em seguida, tende a retornar ao seu estado de origem de maior estabilidade, irradiando fótons (Figura 12.3).

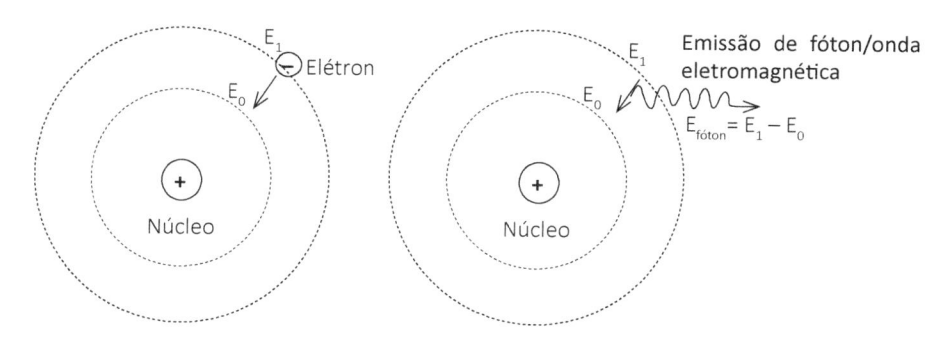

Figura 12.3 – Emissão de energia do átomo de Bohr.
Fonte: Adaptada pelo autor.

Na Figura 12.3, um elétron sofre transição de um estado estacionário de energia E_1 para outro de menor energia E_0. Um fóton, ou onda eletromagnética (OEM), é emitido com energia $E_{fóton}$ dada pela diferença de energia entre as duas órbitas. O fóton emitido apresenta frequência, por isso, se estiver na faixa visível do espectro, serão identificadas cor e tonalidade definidas – p. ex., a luz vermelha é constituída por fótons de menor energia. A partir do aumento da energia dos fótons, surgem as diversas tonalidades do vermelho e, em sequência, as cores laranja, amarela, verde, azul e violeta, constituindo, assim, o espectro visível. Acima da energia do fóton violeta, têm-se os fótons ultravioleta, os raios X e os raios gama, invisíveis e altamente energéticos, cujas radiações ionizantes são capazes de provocar alterações no DNA.

O poder do fóton depende de sua frequência e do comprimento de onda. A energia do fóton é maior quanto maior for sua frequência (menor comprimento de onda). Quanto maior a energia do estímulo externo, maior será o salto quântico do átomo ou molécula, por consequência, maior será a energia dos fótons liberados pela matéria.

Bastante elevada é a quantidade de estados quânticos possíveis para átomos e moléculas, visto que cada estado quântico tem uma probabilidade de acontecer. Como exemplo, estão apresentadas na Figura 12.4 as probabilidades para os estados do átomo de hidrogênio.

Conforme a energia do estímulo externo (campo elétrico ou magnético) recebido pelo hidrogênio, ocorre o colapso quântico em um dos estados possíveis mostrados na Figura 12.4. Em cada estado, o elétron pode ser encontrado com maior facilidade nas regiões de brilho mais intenso; nas demais posições, a probabilidade de o elétron ser encontrado é pequena ou nula, representado por menor brilho ou a cor preta. O mesmo acontece com os demais átomos da natureza.

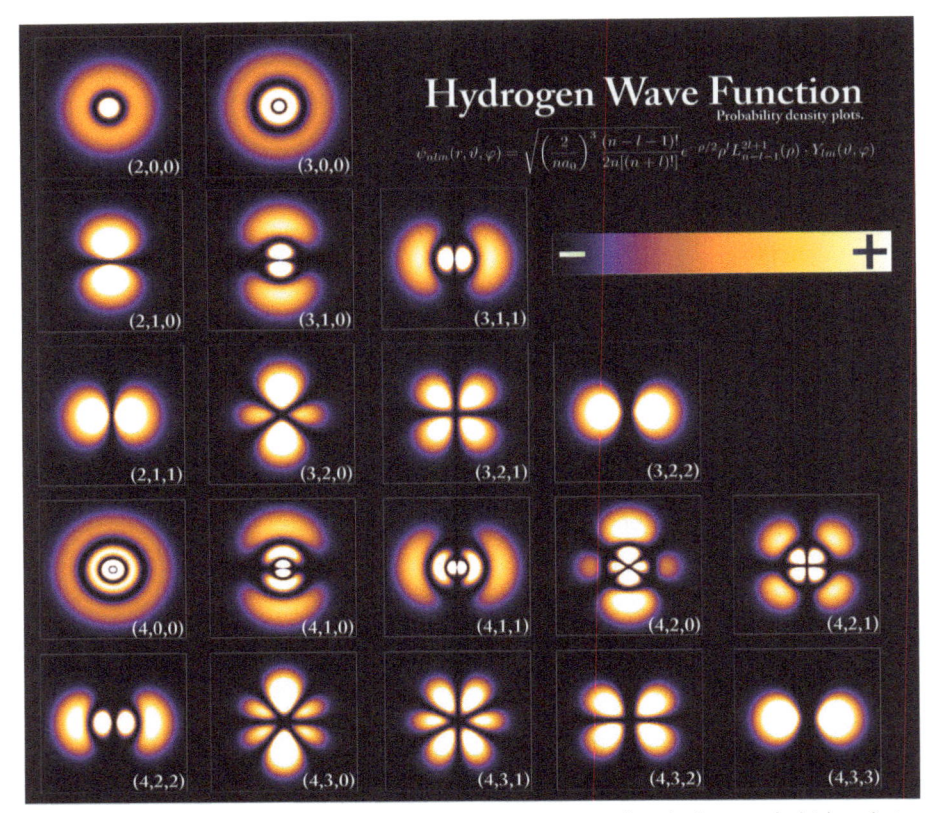

Figura 12.4 – Densidades de probabilidades para os estados do átomo de hidrogênio. Cada pequena imagem no interior dos quadrados corresponde aos estados quânticos do átomo de hidrogênio, com as regiões de maior probabilidade de o elétron ser encontrado (maior brilho ou branco) e de baixa possibilidade (menor brilho).

Fonte: GNU *Free Documentation License*.

No corpo físico, o estado quântico ou nível de energia de átomos e moléculas determina os tipos de ligações químicas, movimento e distribuição das partículas no interior do átomo, assim como simetria, estrutura molecular, atividade enzimática e reações bioquímicas no interior das células.

Conforme visto anteriormente, sentimentos comandam o campo magnético gerado pelo coração, dentro do corpo e em torno dele. Essas alterações magnéticas podem modificar os níveis de energia ou estados quânticos permitidos dos íons e das ligações proteicas, dos hormônios e de seus receptores, dos átomos e das moléculas constituintes de todas as células, instantaneamente. Dessa maneira, favorecem a homeostase ou perturbam a eficiência de suas funções no interior do tecido biológico, gerando os estados de saúde ou doença.

É possível supor, portanto, que eventos de cura e autocura pela fé podem ser fenômenos naturais, e não do acaso, o qual se pode inferir a não existência, pois até o momento não há uma base racional que o sustente. Com base nos conceitos apresentados, podemos deduzir que o ser humano, por meio do seu pensamento, é capaz de deixar impresso na matéria as motivações de sua vontade. Por intermédio de mentalizações, meditações e atitudes conscientes, assim como de padrões de emoções ou crenças inconscientes, ele pode colapsar nos átomos e nas moléculas do cosmos celular, constituintes do próprio corpo biológico, estados quânticos diversos. Desse modo, pelo intermédio do estímulo do próprio magnetismo individual ou de terceiros, como de um terapeuta ou curador, poderá ocorrer a manutenção da doença com desarranjos do microcosmo celular, ou, por sua vez, a regeneração de tecidos e a manutenção da saúde, assim como o alívio de dores ou sua piora. Nesse princípio, deve-se considerar a possibilidade de alterações genéticas pelos mecanismos epigenéticos, e, em situações mais graves, o surgimento de doenças neoplásicas, endócrinas e metabólicas.

A chave pode estar na combinação de frequências do campo magnético produzido pelo coração, considerando a qualidade, a intensidade e a sustentação dos sentimentos mais nobres, acionados pelo magnetismo da fé. Kardec (2007, p. 207) afirmou: "O magnetismo é uma das maiores provas do poder da fé posta em ação. É pela fé que ele cura e produz esses fenômenos especiais que outrora eram qualificados como milagres".

Matéria – ondas de energia condensadas

Em 1924, o físico francês Louis de Broglie, em sua tese de doutorado, introduziu a ideia de que as partículas de matéria, em determinadas condições, comportam-se à maneira de ondas, assim como as ondas da luz, em certas circunstâncias, se comportam como partículas. Essa teoria foi confirmada por Davisson e Germer, em 1927, no experimento em que elétrons irradiados sofreram difração em cristais de níquel, sendo visualizado um padrão de interferência (fenômeno ondulatório) no anteparo.

Surgiu, assim, o conceito de dualidade onda-partícula da matéria, ou seja, um elétron que até então era interpretado como uma partícula rígida também se comporta como onda, apresentando frequência (Figura 12.5) e comprimento de onda.

O elétron é detectado como partícula, mas se propaga como onda, apresentando frequência e comprimento de onda:
- Velocidade elevada: maior frequência, propaga-se como onda de maior energia (comprimento de onda curto).
- Elétron lento: baixa frequência, propaga-se como onda de menor energia (comprimento de onda longo).

Elétron veloz

Elétron lento

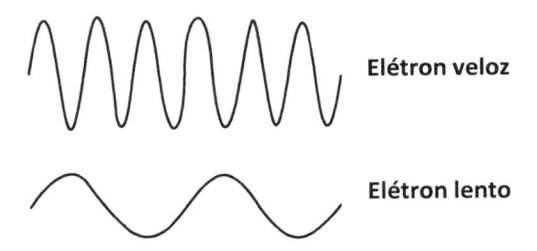

Figura 12.5 – Representação de uma onda-partícula de matéria.
Fonte: Adaptada pelo autor.

Com isso, toda a matéria que nos cerca passa a ser interpretada como um mar de ondas infinitesimais (energia); quando agregadas, constituem átomos, moléculas e todo o mundo macroscópico.

Natureza vibracional do corpo humano

Os conceitos apresentados anteriormente marcaram o nascimento da Mecânica Quântica ou Ondulatória, que descortinou uma nova maneira de enxergar a natureza, por meio do caráter dual energia/matéria, dando à humanidade a oportunidade de romper com a visão exclusivamente cartesiana, determinista ou absoluta e assumir a visão probabilística, sistêmica e holística sobre a natureza. Com essa nova visão, o corpo físico, que era interpretado apenas como um amontoado de partículas rígidas, passou a ser estudado como um oceano de ondas acopladas, formando uma grande usina de força eletromagnética, constituída por motores microscópicos infinitesimais (as células) a serviço da consciência.

Todos os órgãos são constituídos por partículas/ondas. Essa dualidade, portanto, se manifesta no organismo em sua natureza estrutural (matéria) e vibracional (energia), simultaneamente. Nos últimos 100 anos, as descobertas da bioquímica, histologia, anatomia, fisiologia e fisiopatologia mudaram a compreensão sobre a natureza material do corpo humano, dando origem ao desenvolvimento da farmacologia e de demais terapias convencionais importantes. No entanto, toda natureza energética do organismo há de ser também desbravada. A homeopatia e a acupuntura, por exemplo, são abordagens terapêuticas cientificamente reconhecidas que visam a restabelecer a saúde por intermédio de estímulos vibracionais.

Com base no exposto, questiona-se: será que as técnicas de terapias espirituais seriam abordagens terapêuticas vibracionais e energéticas? Em caso positivo, são apenas complementares ou tão importantes e fundamentais para a humanidade quanto as terapias convencionais atuais? Quais seriam os mecanismos de ação no organismo e nas células? Essas e outras perguntas serão respondidas com precisão por pesquisas com esse enfoque, norteadas por equipes multidisciplinares, com o uso de tecnologias e com o desenvolvimento da Física em direção à natureza espiritual ou holística do Universo.

A comunicação entre os átomos

O estado quântico dos átomos e das moléculas pode ser comunicado a distância e instantaneamente, sem o transporte de energia. Esse tipo de comunicação é conhecido por comunicação não local.

Imagine um experimento em que dois elétrons independentes apresentam momento magnético (ou *spin*) para baixo e outro com *spin* para cima. Em uma primeira etapa, seriam colocados em interação por meio de forças conhecidas e, em seguida, separados a 100 km de distância (Figura 12.6). Pode-se escolher arbitrariamente um dos dois elétrons para ser feita uma medição que o outro será instantaneamente afetado a distância. Se for dado um estímulo que provoque inversão do seu *spin*, a outra partícula emaranhada sofrerá inversão de *spin* instantaneamente, independentemente da distância.

Em uma segunda etapa, qualquer estímulo em uma das partículas afetará a outra instantaneamente, independentemente da distância.

1ª etapa: interação física temporária entre os sistemas

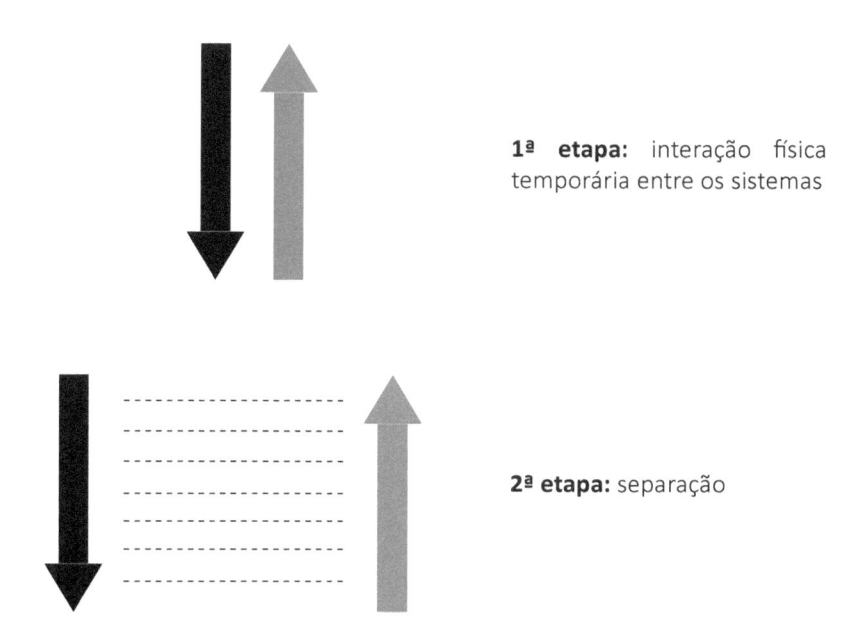

2ª etapa: separação

Figura 12.6 – Exemplo de entrelaçamento quântico entre duas partículas.
Fonte: Adaptada pelo autor.

Em 1935, o físico austríaco Erwin Rudolf Josef Alexander Schrödinger publicou, pela primeira vez, as equações que apresentam o entrelaçamento quântico:

> Quando dois sistemas, dos quais conhecemos os estados através de seus representantes, entram em *interação física temporária* devido a forças conhecidas entre eles, e, quando depois de um tempo de influência mútua os *sistemas voltam a separar*, eles não mais podem ser descritos da mesma forma que anteriormente [...] (Schrödinger, 1935, p. 555, tradução nossa).

No ano seguinte, ele acrescentou:

> [...] pela interação, os dois sistemas se tornaram *emaranhados* (Schrödinger, 1936, p. 446, tradução nossa).

Albert Einstein, em 1935, não acreditou no entrelaçamento quântico e afirmou ser um paradoxo, uma "ação fantasmagórica a distância" fora dos limites da causalidade, pois, em seu ponto de vista, nenhuma informação poderia ser transferida mais rapidamente que a velocidade da luz.

Diante disso, pode-se questionar: toda matéria física estaria interconectada? Haveria uma interação a distância entre as moléculas no interior de um organismo? Ou mesmo interação entre as moléculas que constituem o nosso próprio corpo e o corpo de outras pessoas a distância?

Para explicar esse conceito, o físico irlandês, John Stewart Bell, em 1964, postulou por meio de equações a existência de outra "realidade", porém invisível e fora dos limites de percepção humana, que sustenta essa realidade percebida pelos sentidos físicos: a realidade não local. Nesse sentido, o mundo que conhecemos apoia-se nessa realidade invisível que perdura além do espaço, do tempo ou da causalidade. Para Bell, a realidade não local estabelece por todo o Universo o vínculo entre partículas, átomos ou sistemas emaranhados sem passar pelo espaço, sendo atemporal.

Em 1982, Aspect *et al.* comprovaram experimentalmente, pela primeira vez, o entrelaçamento quântico, e, nos dias atuais, diversos experimentos comprovam essa característica da natureza, ou seja, o estado quântico alterado de uma partícula emaranhada com outra, afeta-a, independentemente da distância. Ainda não se sabe a explicação profunda sobre como acontece a comunicação não local na realidade invisível postulada por Bell. Como se dá esse tipo de comunicação instantânea ainda continua uma incógnita para os cientistas.

Outra interpretação para esse fenômeno diz que sabemos quando duas partículas interagem e quando seus estados quânticos se tornam entrelaçados, o que significa que as duas partículas se tornam uma só parte, uma unidade particular, apesar da distância. Assim, não há informação a ser transferida uma para a outra, pois elas se tornaram unas, a continuação não local uma da outra. O entrelaçamento quântico pode ser destruído entre duas partículas ou sistemas quânticos, conforme será explicado adiante.

Átomos e moléculas estão interconectados pela realidade não local do Universo, no corpo biológico sob regência da mente do ser. Constituindo os organismos celulares, essas moléculas interagem de maneira não local. Por consequência direta, pode-se levantar a hipótese de que as células se comunicam entre si de maneira não local, e essa troca de informação celular ser mais acentuada entre células do mesmo tecido ou de mesma origem embrionária. Nessa hipótese, o entrelaçamento quântico entre os órgãos teria início na embriogênese, dando origem a determinados conjuntos de órgãos e sistemas biológicos quanticamente emaranhados.

A mente

Comunicação mental a distância

Grinberg-Zylberbaum *et al.*, em 1994, estudaram correlações entre os cérebros humanos para verificar se o entrelaçamento quântico acontece entre pessoas e se o cérebro tem um comportamento quântico macroscópico (Figura 12.7). No estudo, pares de indivíduos que não se conheciam anteriormente foram orientados a emitir bons pensamentos um para o outro em estado de meditação por 15 minutos (fase de interação temporária); em seguida, foram distanciados 14,5 metros, em salas independentes cercadas com blindagem eletromagnética ("gaiola de Faraday"), ambos tendo a atividade cerebral registrada por eletroencefalograma (EEG).

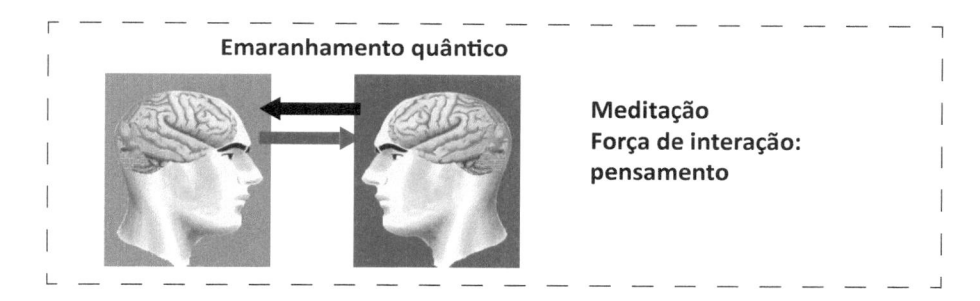

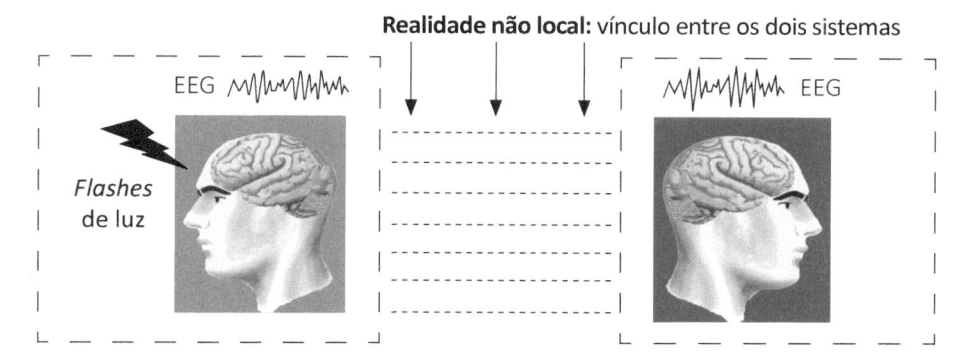

Figura 12.7 – Experimento para verificar hipótese de correlação não local cérebro a cérebro.
Fonte: Adaptada pelo autor.

Apenas um indivíduo de cada par foi estimulado por 100 *flashes* aleatórios de luz na face. Quando este mostrou potenciais evocados distintos, o sujeito não estimulado mostrou "potenciais transferidos" semelhantes ao evocado no indivíduo estimulado. Indivíduos-controle não tiveram tais potenciais transferidos. Os potenciais transferidos evidenciam uma correlação não local cérebro a cérebro, apoiando a natureza quântica do cérebro em nível macroscópico.

Esses estudos foram replicados em outros laboratórios, utilizando EEG e neuroimagem por ressonância magnética funcional (fMRI), com a realização de pesquisas experimentais sobre intencionalidade a distância. Novos resultados sinalizam que correlações entre atividades cerebrais de duas pessoas separadas podem ocorrer, assim como regiões cerebrais específicas ser ativadas no cérebro receptor, conforme a intenção do emissor.

Tente se lembrar, caro leitor, de uma leve discussão do cotidiano quando estabeleceu forte interação psíquica com alguém de ordem mental ou emocional (fase de interação temporária), em seguida, o indivíduo foi embora e você seguiu para outro local (segunda etapa – distanciamento); já aconteceu de você permanecer por alguns instantes discutindo com aquela pessoa mentalmente? Em caso afirmativo, com base na revelação dos estudos citados, a conexão não local a distância foi estabelecida, e os potenciais cerebrais foram transferidos cérebro a cérebro por permanecerem com os estados quânticos entrelaçados após a interação. De modo similar, quando a interação inicial é fundamentada em respeito, amizade, compaixão, compreensão e amor, a conexão permanece.

A comunicação não local, ou unidade, entre pessoas, proporcionada pela realidade não local, existe de forma geral e confirma a possibilidade da prece intercessora por alguém hospitalizado; além dos trabalhos de intenção de cura a distância, com orações coletivas de uma população em prol de um objetivo comum, em datas e horários previamente agendados. Dessa maneira, é de extrema importância a qualidade dessas comunicações não locais, pois podemos determinar entrelaçamentos de mágoa ou perdão, julgamento ou indulgência, ódio ou amor, indiferença ou compaixão, egoísmo/indiferença ou caridade.

Pela mecânica quântica, sabe-se que o emaranhamento quântico pode ser rompido entre duas partículas ou dois sistemas quando um deles receber estímulos muito diferentes do padrão. Na vida diária, fazendo uma analogia, quando o estado mental do nosso cérebro está conectado ao estado mental menos feliz do cérebro de outro indivíduo, deve-se estabelecer no próprio cérebro, com firmeza, um estímulo superior para estabelecer em si outro estado emocional e mental: por exemplo, oração, atitudes de amor, paz, alegria e trabalhar. Esse estímulo superior é dado pela vontade (evidência B).

Perspectivas futuras

À ciência, cabe desenvolver muitas pesquisas que trarão maior compreensão sobre a natureza humana, como:

- A hipótese do estado vibracional dos órgãos e da possível influência da mente e dos sentimentos nesses estados.
- A relação entre estados mentais e a homeostase celular, a liberação de substâncias e a prevenção de doenças.
- A imposição de mãos, transmissão de bioenergia e cura utilizando tecnologias para detectar seus efeitos.
- A comunicação não local entre seres humanos e de outras dimensões.
- A invenção de novos equipamentos de diagnóstico.
- A realidade não local e a natureza imaterial do homem e do Universo.
- A interface corpo, mente e consciência não local.

Muitas perguntas podem nortear novos estudos sobre fenômenos espirituais e sua possível conexão com as fronteiras da Física, como apresentado neste capítulo: Será o cérebro de natureza quântica em nível macroscópico? Ou estará na existência de novas partículas a serem descobertas a explicação sobre a comunicação cérebro a cérebro? Existe conexão não local do cérebro com os demais órgãos do corpo?

Em síntese, a mecânica quântica permite interpretar o corpo humano como um sistema holístico. Um microcosmo de partículas-ondas constitui o organismo, fazendo-o existir na matriz espaço-tempo. Por "detrás" dos átomos e invisível aos olhos humanos, existe uma realidade fora do espaço-tempo; portanto, não local e inexistente no plano da matéria visível, porém é a sua base mantenedora. Assim, pode-se perguntar: De que é constituída a realidade não local? Quais são suas propriedades? Se o corpo humano tem vida na realidade visível em que existem os átomos que o constitui, existe vida também nessa realidade não local, além do cérebro, além dos órgãos, de modo a exercer uma influência? É na realidade não local que está a sede da mente humana e da consciência?

Sobre a natureza da matéria e sua conexão com a mente, Max Planck – o "pai" da Física Quântica –, em seu discurso proferido em Florença, em 1944, fez uma revelação importante sobre seus estudos, que podem abrir novos caminhos para o entendimento das terapias espirituais e, por que não, novos caminhos para a própria Física do século XXI:

> Na qualidade de alguém que devotou a vida inteira à ciência mais esclarecida, ao estudo da matéria, posso fazer a seguinte afirmativa como resultado de minhas pesquisas sobre os átomos: *a matéria, como matéria propriamente dita, não existe! Toda matéria se origina e existe apenas em virtude de uma força que faz vibrar as partículas de um átomo e que consegue manter unido esse extremamente diminuto sistema solar. Devemos assumir que por trás dessa força existe uma Mente consciente e inteligente. Essa Mente é a matriz de toda a matéria* (Braden, 2012, p. 218-219, grifos nossos).

Bibliografia consultada

- Achterberg J, Cooke K, Richards T, Standish LJ, Kozak L, Lake J. Evidence for correlations between distant intentionality and brain function in recipients: a functional magnetic resonance imaging analysis. J Altern Complement Med. 2005 Dec;11(6):965-71.
- Aspect A, Dalibard J, Roger G. Experimental test of bell's inequalities using time-varying analyzers. Physical Review Letters. 1982;49:1804.
- Braden G. A matriz divina. 3. ed. São Paulo: Cultrix; 2012.
- Broglie L. Recherches sur la Théorie des Quanta. Physique. Migration – Université em Cours D'affectation, 1924. Disponível em: https://tel.archives-ouvertes.fr/tel-00006807/document. Acesso em: 3 maio 2020.
- Davisson C, Germer LH. Reflection of electrons by a crystal of nickel. Nature. 1927;119:558-60.
- Einstein A, Podolsky B, Rosen N. Can quantum-mechanical description of physical reality be considered complete? Physical Review Journals. 1935;47:777.
- Grinberg-Zylberbaum J, Delaflor M, Attie L, Goswami A. The einstein-podolsky-rosen paradox in the brain: the transferred potential. Physics Assays. 1994;7:422-8.
- Heartmath Institute. Science of the Heart. Exploring the role of the heart in human performance. Boulder Creek, CA: Heartmath Institute; 2015. v. 2.
- Kardec A. O Evangelho segundo o Espiritismo. 3. ed. São Paulo: O Nazareno; 2007.
- Lemos GB, Borish V, Cole GD, Ramelow S, Lapkiewicz R, Zeilinger A. Quantum imaging with undetected photons. Nature. 2014 Aug 28;512(7515):409-12.
- Planck M. Disponível em: https://super.abril.com.br/historia/e-voce-o-que-pensa/. Acesso em: 7 jun. 2020.
- Richards TL, Kozak L, Johnson C, Standish LJ. Replicable functional magnetic resonance imaging evidence of correlated brain signals between physically and sensory isolated subjects. The Journal of Alternative and Complementary Medicine. 2005;11(6):955-63.
- Schrödinger E. Probability relations between separated systems. Mathematical Proceedings of the Cambridge Philosophical Society. 1936;32:446-52.
- Schrödinger E. Discussion of probability relations between separated systems. Mathematical Proceedings of the Cambridge Philosophical Society. 1935;31:555-63.
- Wackermanna J, Seiterb C, Keibelb H, Walachb H. Correlations between brain electrical activities of two spatially separated human subjects. Neuroscience Letters. 2003;336:60-4.

Estudos Científicos da Experiência de Quase Morte

- Alexander Moreira Almeida
- Monalisa Claudia Maria da Silva
- Marcelo Maroco Cruzeiro
- Núcleo de Pesquisa em Espiritualidade e Saúde (Nupes) – Faculdade de Medicina da Universidade Federal de Juiz de Fora (FM-UFJF)

Introdução

As experiências de quase morte (EQM) apresentam caráter transcendental, geralmente são vívidas e realísticas, e ocorrem quando as pessoas estão fisiológica ou psicologicamente próximas da morte. Essas experiências podem transformar profundamente a vida da pessoa que as vivencia. São descritas em circunstâncias distintas, entre elas paraca cardíaca, choque, parto, cirurgias, coma resultante de dano cerebral traumático, hemorragia grave, tentativa de suicídio, quase afogamento ou asfixia e apneia. Tais experiências também são referidas por pacientes com doenças graves, mas não imediatamente fatais, por aqueles com depressão grave ou sem causa aparente e em pessoas plenamente conscientes.

As EQM trazem questões importantes sobre a natureza da consciência humana, como a relação entre a função cerebral e a consciência (mente), e estão sendo cada vez mais relatadas como uma realidade fisiológica e psicológica claramente identificável, de significado clínico e científico. Os estudos com maior rigor científico datam de menos de 40 anos e ainda se necessita de dados experimentais rigorosos e de experimentos controlados reprodutíveis. As causas do fenômeno, a identificação dos experienciadores e a sua definição ainda são motivos de debate. Em geral, as EQM são vivenciadas como eventos extremamente agradáveis. Por sua vez, embora menos comumente abordadas, mas de relevância a ser destacada, as EQM também podem ser vivenciadas como eventos aterradores e negativos.

A incidência exata não é conhecida – estudos prospectivos em populações distintas descobriram que a EQM pode variar de 9% a 18% em sobreviventes de parada cardíaca e de 4% a 8% na população geral, embora esses valores possam não refletir a realidade, pois muitos experienciadores podem nunca relatar sua experiência ou não relatar no momento em que ocorre, mas dias, meses ou até mesmo anos mais tarde.

Nos últimos anos, vários mecanismos hipotéticos foram propostos para explicar a origem da EQM. Essas explicações são baseadas em sugeridas similaridades ou em especulações sobre mecanismos de EQM, em várias condições psicológicas, neurobiológicas e transpessoais, que podem estar implicadas nas EQM. Com relação às explicações psicológicas, pode-se citar a despersonalização, a regressão ao Ego, a presença de um estado depende de reativação de lembranças do nascimento, o resultado da privação neurossensorial, além da teoria dos arquétipos de Jung.

Há também teorias que admitem que as EQM sejam uma real vivência da consciência extracerebral. Entre os aspectos das EQM sugestivos dessa hipótese, estão a maior lucidez e clareza mental quando o cérebro está disfuncional ou inativo (como durante uma parada cardíaca) e as experiências fora do corpo com relatos de percepções aparentemente verídicas. O mais provável é que uma vivência complexa como a EQM se deva à interação de múltiplos fatores, fisiológicos, culturais, psicológicos e da própria consciência.

Classicamente, os efeitos mais comuns após uma EQM são: diminuição do medo da morte; tornar-se mais espiritualizado, mais generoso, mais apto a aceitar as diferenças; saber lidar melhor com o estresse; aceitar o novo e o diferente; tornar-se mais intuitivo e menos competitivo; e apresentar emoções positivas, como paz, bem-estar, felicidade e alegria, descritas como experiências subjetivas profundas, quando próximos da morte.

Em contrapartida, há pessoas que passam por essa experiência e retornam com problemas emocionais, como dificuldade de integração da experiência com suas crenças religiosas ou antirreligiosas, valores e estilos de vida prévios. Sentem-se distantes ou separadas das pessoas que não passaram por experiências similares, temem ser ridicularizadas ou rejeitadas, e frequentemente, experimentam um sentido do amor incondicional durante a EQM e não conseguem mais aceitar as condições e as limitações dos relacionamentos humanos.

Estudos e questões metodológicas na pesquisa científica em EQM

A primeira publicação moderna que se tem notícia data de 1892, realizada por Albert von St. Gallen Heim. Atordoado por sua própria experiência, quando sobreviveu a uma queda nos Alpes, ele recolheu narrativas semelhantes de outros alpinistas, soldados feridos em guerra, trabalhadores que caíram de andaimes e indivíduos que quase morreram em acidentes e quase afogamentos. O estudo sistemático da EQM começou a partir da publicação do livro *Life after life* pelo filósofo e psiquiatra Raymond Moody Jr., em 1975. Desde então, começou a surgir uma diversidade de estudos sobre EQM, entre eles estudos transversais, longitudinais, descritivos de séries ou relatos de caso. Uma revisão recente mostra que a maioria dos estudos compreende artigos de opinião, revisões e descrições fenomenológicas. A pesquisa sobre a etiologia das EQM segue com alguns obstáculos para obter evidências diretas com base em hipóteses plausíveis, em parte em virtude da ocorrência imprevisível da experiência.

Uma recente revisão sistemática investigou as publicações sobre EQM indexadas na *Web of Knowledge*. Foram identificados 266 artigos com mais de 95% de origem na América do Norte e na Europa Ocidental, indicando que existem poucos dados empíricos obtidos em outros contextos culturais e geográficos, dificultando uma análise mais baseada em evidências sobre a questão das influências culturais nas EQM. Há dúvidas sobre se as diferenças encontradas podem ser resultantes do efeito das crenças individuais (educação e religião) a respeito do que acontece após a morte. Entre as lacunas atuais do conhecimento sobre as EQM, estão a exploração das (in)variantes transculturais das características, os preditores e impactos das EQM, bem como investigações sistemáticas da percepção aparentemente não física (PVA) durante a EQM (evidência B).

A maioria dos estudos da área é retrospectiva em razão de algumas vantagens, como o menor custo. A ressalva desse tipo de estudo está no fato de que os relatos são posteriores à EQM, às vezes anos depois, o que pode ser motivo de imprecisão ou perda de confiabilidade do relato. Entretanto, Greyson testou a confiabilidade dos relatos de EQM e encontrou 72 experienciadores de EQM, os quais haviam participado de seu primeiro estudo há cerca de duas décadas. Interessantemente, os relatos de EQM foram muito semelhantes àqueles feitos duas décadas atrás, mostrando que a memória da EQM vivenciada foi marcante e não se alterou ao longo do tempo, sem perda ou com incremento de conteúdo (evidência C).

Do mesmo modo, Thonnard *et al.*, em 2013, compararam as características fenomenológicas dos relatos de EQM com as memórias de eventos reais e imaginários. Incluíram três grupos de sobreviventes do coma (8 pacientes com EQM, 6 pacientes sem EQM, com lembranças de seu estado de coma e sete pacientes sem lembranças de seu coma) e um grupo de 18 voluntários saudáveis pareados por idade como grupo-controle. Cinco tipos de memórias foram avaliados usando o *Memory Characteristics Questionnaire* (MCQ). Como as EQM são conhecidas por terem alto conteúdo emocional, os participantes foram solicitados a escolher as memórias mais importantes emocionalmente, tanto para as memórias reais quanto para as imaginadas, recentes e antigas. Os resultados mostraram que, no grupo de memórias de EQM, as memórias de EQM têm características mais consistentes do que as memórias de eventos imaginados e reais, contêm mais informações emocionais e autorreferentes, além de melhor clareza do que as memórias de coma. As memórias de EQM nesse estudo continham mais características do que as de coma, sugerindo que as percepções das EQM são singulares e não são puramente uma vivência de "quase morte", mas a excepcionalidade da percepção da própria experiência (evidência C).

Há uma tendência atual de as pesquisas serem preferencialmente prospectivas, no entanto demandam muito tempo e sua condução se torna muito onerosa comparativamente às pesquisas retrospectivas. Os estudos prospectivos, em geral, têm sido realizados em EQM induzidas por parada cardíaca, como o primeiro estudo realizado por Parnia et al., em 2001, no qual entrevistaram sobreviventes de parada cardíaca em um Hospital Geral durante 1 ano. Dos 63 pacientes sobreviventes, apenas 6,3% foram classificados por terem passado pela experiência com base na escala de EQM. No mesmo ano, van Lommell et al. publicaram um estudo prospectivo que recrutou 344 sobreviventes de parada cardíaca ao longo de 4 anos em dez hospitais da Holanda. Dos sobreviventes, 18% relataram alguma lembrança do período da "morte clínica", sendo que 6% tiveram EQM superficial e 12% EQM expressiva. Foi feito um seguimento longitudinal de até 8 anos após a parada cardíaca para verificar se as EQM tinham impactos sobre os indivíduos, além daqueles já esperados por serem sobreviventes de uma parada cardíaca. Os pacientes foram capazes de recontar sua EQM quase exatamente da mesma maneira. Após 2 e 8 anos de seguimento, quando comparados aos pacientes que tiveram parada cardíaca sem EQM, os que tiveram EQM apresentaram maior aceitação dos outros, interesse por espiritualidade, crença em vida após a morte e sentido na vida (evidência B).

Desde o século XIX, têm sido publicados relatos de pessoas que alegaram ter percebido eventos que ocorreram quando estavam inconscientes em situações críticas, próximas da morte. Há um debate considerável sobre a veracidade dessas percepções, pois elas são fisiologicamente inexplicáveis de uma perspectiva materialista, segundo a qual os neurônios do cérebro são produtores indispensáveis à consciência. Há alegações de que, durante relatos de experiências fora do corpo (EFC), o paciente possa ter acuradas percepções do que efetivamente acontece durante a parada cardíaca, bem como do processo de ressuscitação cardiopulmonar. Tais relatos são chamados "alegadas percepções verídicas" (APV). A principal dúvida reside no seguinte fato: esses relatos de APV são percepções objetivamente reais ou são alucinações ou falsas memórias, fruto de criações mentais? Nesse sentido, têm sido investigados casos de APV, buscando-se verificar a veracidade (precisão) dos fatos relatados, pois são relatos que, em condições graves, não se esperaria que o paciente fosse capaz de vivenciar através dos órgãos dos sentidos (p. ex., quando o paciente em parada cardíaca, com o eletroencefalograma (EEG) isoelétrico, faz uma descrição correta de fatos específicos ocorridos em ambiente distante de onde se encontra o corpo do paciente). Esse tipo de investigação se baseia na compilação de dados com "pessoas independentes" (amigos, parentes, enfermeiros, médicos etc.), no estabelecimento do momento exato da EQM e na consulta de dados de prontuário médico.

O maior estudo multicêntrico, prospectivo, de EQM já realizado, o *AWARE-AWAreness during REsuscitation*, também encontrou problemas em identificar prospectivamente um bom número de casos de EQM com relatos de EFC com suposta percepção verídica. Essas dificuldades se devem, em grande parte, ao fato de que apenas uma pequena parcela das paradas cardíacas foi revertida (16%), das quais apenas uma menor parte relatou EQM (10% desses 16%), dos quais uma parte ainda menor (10%) refere EFC. No entanto, um dos participantes relatou APV no momento da parada cardíaca, cujas circunstâncias descritas foram comprovadas pela equipe e pelo registro médico. Para contornar essa situação em que o desfecho desejado ocorre muito raramente, uma alternativa é realizar estudos cada vez maiores e mais dispendiosos (evidência B).

Em situações que ocorrem raramente, como as EFC em EQM, uma boa alternativa metodológica consiste em investigar retrospectivamente, de modo detalhado e rigoroso, os casos que já ocorreram. Até recentemente, havia apenas relatos esparsos de APV, mas que têm sido mais publicados. Mais recentemente, foi publicado um livro exclusivamente sobre casos de APV, revisando 104 relatos. A compilação de mais de 100 casos já publicados tem a vantagem de mostrar a importância e a possibilidade de se identificar certos padrões. Entretanto, tem a desvantagem de os autores precisarem se basear em relatos, trazendo uma heterogeneidade do modo como os relatos e pesquisas se deram, pois não foram os mesmos que investigaram cada um dos casos (evidência C).

Conclusão

A busca pelas causas e pelos mecanismos das EQM tem sido laboriosa, tanto pelas limitações metodológicas quanto pela compreensão limitada que se tem da relação cérebro/consciência. As evidências acumuladas proporcionam evidências que questionam a hipótese de que a consciência é apenas um produto da atividade cerebral. Apesar do aumento do número de relatos e do interesse em EQM, precisamos prosseguir investigando para conhecer sua etiologia, o que não implica que a pesquisa até agora tenha sido pouco informativa. Muitas questões fenomenológicas das EQM foram respondidas, como as situações que mais frequentemente as precipitam, suas características comuns e seus efeitos posteriores. Investigar as EQM possibilita discussões relevantes no campo da saúde: como o ser humano lida com a finitude, a relação mente-cérebro e questões relativas à espiritualidade e transcendência. Portanto, entender melhor esse fenômeno não apenas ajudará o profissional de saúde em sua prática clínica, mas também o tornará habilitado a atender essas pessoas, bem como o possibilitará aprofundar as investigações acerca do funcionamento da consciência e da espiritualidade humana.

Bibliografia consultada

- Alexander E. Near-death experiences: the last word. Mo Med. 2015 Jul 1;112(4):275-82.
- Atwater P. Coming back to life: the after-effects of the near-death experience. New York: Dodd, Mead & Company; 1988. 243 p.
- Bush NE, Greyson B. Distressing near-death experiences: the basics. Mo Med. 2014;111(6):486-90.
- Charland-Verville V, Martial C, Cassol H, Laureys S. Near-death experiences: actual considerations. In: Coma and disorders of consciousness. 2. ed. London: Springer International; 2017. p. 235-63.
- Kelly EW, Greyson B, Kelly EF. Explanatory models for near-death experiences. In: Kelly EF, Kelly EW, Crabtree A, Gauld A, Grosso M (editors). Irreducible mind: toward a psychology for the 21st century. Lanham: Rowman and Littlefield; 2007. p. 367-421.
- Fenwick PBC, Fenwick E. The art of dying: a journey to elsewhere. London/New York: Continuum; 2008. 251 p.
- Fenwick P. As experiências de quase morte (EQM) podem contribuir para o debate sobre a consciência? Arch Clin Psychiatry (São Paulo). 2013.
- Greyson B. Incidence and correlates of near-death experiences in a cardiac care unit. Gen Hosp Psychiatry. 2003;25(4):269-76.
- Greyson B. Experiências de quase-morte: implicações clínicas. Arch Clin Psychiatry (São Paulo). 2007;34:116-25.
- Greyson B. Consistency of near-death experience accounts over two decades: are reports embellished over time? Resuscitation. 2007;73(3):407-11.
- Greyson B, Kelly EW, Kelly EF. Explanatory models for near-death experiences. In: Holden JM, Greyson B, James D, editors. The handbook of near-death experiences: thirty years of investigation. Santa Barbara, CA: Praeger/ABC-CLIO; 2009. p. 213-34.
- Greyson B. Western scientific approaches to near-death experiences. Humanities. 2015; 4(4):775-96.
- Holden JM. Veridical perception in near-death experiences. In: Holden JM, Greyson B, James D, editors. The handbook of near-death experiences: thirty years of investigation. Santa Barbara, CA: Praeger/ABC-CLIO; 2009. p. 185-211.
- Moody RA Jr. Life after life. Rio de Janeiro: Nórdica; 1976. 276 p.
- Khanna S, Greyson B. Near-death experiences and spiritual well-being. J Relig Health. 2014;53(6):1605-15.
- Knoblauch H, Schmied I, Schnettler B. Different kinds of near-death experience: a report on a survey of near-death experiences in Germany. J Near-Death Stud. 2001;20(1):15-29.
- Lake J. The near-death experience (NDE) as an inherited predisposition: possible genetic, epigenetic, neural and symbolic mechanisms. Med Hypotheses. 2019 May 1;126:135-48.
- Moreira de Almeida A, Lotufo Neto F. Diretrizes metodológicas para investigar estados alterados de consciência e experiências anômalas. Rev Psiquiatr Clin. 2003;30(1):21-8.
- Noyes R, Kletti R. The experience of dying from falls. OMEGA – J Death Dying. 1972 Apr;3(1):45-52.
- Parnia S, Waller DG, Yeates R, Fenwick P. A qualitative and quantitative study of the incidence, features and aetiology of near death experiences in cardiac arrest survivors. Resuscitation. 2001;48(2):149-56.
- Parnia S, Spearpoint K, de Vos G, Fenwick P, Goldberg D, Yang J et al. AWARE – AWAreness during Resuscitation – A prospective study. Resuscitation. 2014;85(12):1799-805.
- Perera M, Padmasekara G, Belanti J. Prevalence of near-death experiences in Australia. Journal of Near-Death Studies. 2005.

- Rivas T, Dirven A, Smit RH. The self does not die: verified paranormal phenomena from near-death experiences. Durhan, NC: IANDS; 2016. 410 p.
- Shushan G. Conceptions of the afterlife in early civilizations: universalism, constructivism and near-death experience. New York/London: Continuum; 2009.
- Sleutjes A, Moreira-Almeida A, Greyson B. Almost 40 years investigating near-death experiences: an overview of mainstream scientific journals. J Nerv Ment Dis. 2014;202(11):833-6.
- Strassman R. Endogenous ketamine-like compounds and the NDE: if so, so what? J Near-Death Stud. 1997;16(1):27-41.
- Thonnard M, Charland-Verville V, Brédart S, Dehon H, Ledoux D, Laureys S et al. Characteristics of near-death experiences memories as compared to real and imagined events memories. PLoS One. 2013 Mar 27;8(3).
- van Lommel P, van Wees R, Meyers V, Elfferich I. Near-death experience in survivors of cardiac arrest: a prospective study in the Netherlands. Lancet. 2001 Dec 15;358(9298):2039-45.

14

Terapia por Regressão a Vidas Passadas

■ Flávio Braun Fiorda

> Se esbravejássemos e chorássemos menos; se nos fizéssemos menos de desentendidos; se nos ofendêssemos menos e se, finalmente, fingíssemos menos que não percebemos os sinais do passado em nós, com certeza não precisaríamos apanhar tanto da vida, ou melhor, das vidas, pois o que temos visto é que carregamos para a frente não apenas as marcas de nosso passado, mas também as marcas da nossa teimosia... (Maria Teodora Ribeiro Guimarães, médica psiquiatra, fundadora da Sociedade Brasileira de Terapia de Vida Passada – SBTVP).

Como curar problemas atuais, como depressão, fobias, ansiedade, síndrome do pânico, neuroses das mais variadas dentro do psiquismo humano e até mesmo dores físicas, resgatando em um passado, muitas vezes distante, a origem do problema? Esse é o objetivo do tratamento por meio da terapia de vida passada (TVP), que busca no inconsciente das pessoas a origem das causas e reprograma o paciente para a obtenção da cura.

A TVP não é uma terapia inventada por alguém. Há mais ou menos 50 anos, nos Estados Unidos e em outros países da Europa, médicos e psicólogos que trabalhavam com a hipnose e regressão até a vida intrauterina perceberam que seus pacientes, durante o transe hipnótico, falavam em outras línguas que não tinham habilidade antes, ou relatavam fatos históricos para os quais não tinham nenhum conhecimento ou instrução prévios. Curiosos, os terapeutas observaram o que acontecia e com o tempo foram concluindo de que se tratava de uma memória extracerebral, ou seja, eles eram transportados a experiências de possíveis vidas passadas. Nas décadas de 1980 e 1990, esse ramo profissional, ou seja, a psicoterapia originada da Psicologia se surpreendeu com uma nova metodologia vinda da Europa e dos Estados Unidos: a TVP.

A técnica de TVP foi criada por Morris Netherton, psicólogo norte-americano que estruturou o método com base na regressão de memória, na qual conteúdos inconscientes da vida do paciente são acessados, retornando a várias instâncias da vida: adulta, infância, intrauterina e vidas passadas. Ainda nos anos de 1980, o físico francês Patrick Drouot começou a publicar suas pesquisas sobre TVP. Em sua primeira obra, de 1988, enfatizou: "A viagem através das vidas passadas permite alargar o conceito da tomada da consciência através da noção de continuidade do destino".

Drouot ainda afirma:
> Permite também pôr em evidência as más utilizações que fazemos do poder, do egoísmo, da perda do amor. E essa tragédia se repete sem cessar, enquanto emitimos falsos julgamentos em relação a nós mesmos, enquanto estamos limitados por falsas crenças. Somos como crianças separadas da última fonte e não podemos, sem ajuda, encontrar sozinhos o caminho para ela (Drouot, 1988, p. 80).

Parece que, nessa perspectiva, a terapia vai além dos limites impostos pela Psicologia ortodoxa para encontrar e solucionar os traumas ou problemas trazidos ao *set* terapêutico. A complexidade do inconsciente humano é considerada além de um banco de memórias que se limita apenas a vida atual do indivíduo. Para a ratificação desse fato, o então presidente da Associação Brasileira de Estudo e Pesquisa em Terapias de Vivencias Passadas (ABEP-TVP), Michel C. Maluf, personalidade que também prefaciou o livro de Netherton de 1997, na edição brasileira, conceitua a TVP da seguinte maneira:
> É uma nova técnica psicológica de abordagem do inconsciente, relacionada com traumas, problemas psicossomáticos, comportamentos emocionais e mentais das fases mais precoces da vida, incluindo a concepção, a vida intrauterina, o nascimento, a infância, as mortes anteriores à atual vida e outras vidas. Pesquisa o problema onde ele estiver. A técnica vai além das fronteiras estabelecidas (Netherton, 1997, p. 9).

Nesse sentido, Guimarães, fundadora da SBTVP, apresenta alguns argumentos teóricos sobre a questão de assumirmos responsabilidades diante da vida, que devem ser ressaltadas, fundamentalmente pela clareza da proposta:
> Na verdade, todos sabemos quem somos. O problema é assumirmos a responsabilidade do que somos, o que é muito difícil, pois daí implica abandonarmos nosso papel de vítima, de injustiçados pela vida, pelas pessoas ou pelo destino (Guimarães, 2004, p. 35).

Netherton descreve os conceitos que embasam a teoria e o método em seu livro *Vida Passada – Uma Abordagem Psicoterápica*:

> É um método terapêutico. Não está, de modo algum, associado ao ocultismo, exceto quanto ao fato de compartilhar da aceitação da possibilidade da reencarnação. [...] O inconsciente funciona como um gravador. Registra e armazena indiscriminadamente todo e qualquer acontecimento que ocorra (Netherton, 1997, p. 34).

Essas experiências começaram a chegar ao Brasil, com maior intensidade, há cerca de 35 anos. Com esse advento, houve o surgimento de grupos de estudo e da SBTVP, entidade fundada por um grupo de médicos e psicólogos interessados na imortalidade do espírito e na espiritualidade. É importante ressaltar que o conceito de espiritualidade aqui proposto não se refere diretamente a aspectos religiosos. Esclarecendo esse conceito mais amplo de espiritualidade, atentemo-nos à citação:

> Dimensão que integra e transcende as outras dimensões humanas, é o princípio de vida que permeia a pessoa por inteiro, incluindo a volição, a moral, a ética, a arte, os valores, as tradições, a fé e a fonte da própria consciência (Frankl, 1992 *apud* Araujo, 2008, p. 13).

O termo "espiritualidade" envolve questões quanto ao significado da vida e à razão de viver, não limitado a tipos de crenças ou práticas. Embora a idade moderna e a contemporânea mantenham a dicotomia mente e corpo, razão e emoção, ciência e espiritualidade, as inquietações quanto ao sentido da vida e seus mistérios continuam a existir cada vez mais de maneira menos velada pelo indivíduo. A própria medicina pautada na ciência positivista/naturalista começa a se render às questões mais transcendentes do ser humano, na tentativa de promover uma saúde mais eficaz e prevalente aos indivíduos. Nobre (2004), médica e primeira presidente da Associação Médico-Espírita do Brasil (AME-Brasil), não deixa dúvidas dessa realidade, quando descreve em seu artigo a necessidade eminente de buscar compreender o mundo de modo mais abrangente:

> Cada vez mais, "minorias criativas" buscam a integração entre Fé e Razão, tendo em vista que é impossível compreender o mundo, o universo e o próprio ser humano sem as luzes de um paradigma, de um modelo, que contemple todas as áreas das cogitações humanas. [...] Foi assim que ganhou impulso, na década 1970, uma dessas minorias criativas, formada por médicos que buscam implantar nas universidades estudos de Medicina e Espiritualidade (Nobre, 2004, p. 1).

Em defesa da TVP e de seus pressupostos teóricos, Lucca e Possato consideram:

> [...] O simples fato de ainda não compreendermos totalmente evidências, fatos comprovados, depoimentos, pesquisas, não significa necessariamente ser a TVP fruto de fantasia, imaginação, alucinação ou alguma outra explicação simplista comumente desferida pelos incrédulos. Pode-se, por que não, recusar-se a acreditar em reencarnação e vidas passadas, porém os resultados práticos não podem ser negados [...] (Lucca e Possato, 1998, p. 10).

A TVP marca um novo paradigma na compreensão e na abordagem dos aspectos saudáveis e patológicos do psiquismo humano, pois se reserva o direito, junto à ética, de considerar no espaço terapêutico questões relacionadas com a espiritualidade. Questões estas que acompanham o ser humano ao longo da história, como pudemos observar até aqui, ainda que esse fato contrarie as proposituras da ciência cartesiana e positivista.

Peres *et al.* (2007) propuseram mudanças na visão da medicina, sendo que agora há maior abrangência no modelo de atendimento na área da saúde, enfatizando a importância de fatores ambientais e psicossociais. Desse modo, a medicina moderna está em fase de transição e à procura de novas fronteiras e caminhos para a evolução do conhecimento, com as áreas da biologia molecular, genética, farmacoterapia e acupuntura, com reconhecido potencial para o estudo da espiritualidade.

Nesse período de questionamentos modernos e, ao mesmo tempo, de conceitos conhecidos, a TVP apresenta-se e busca conciliar (e o faz) conceitualmente e na prática uma relação harmônica entre terapia e espiritualidade no *set* terapêutico. O Brasil, terra das miscigenações de raças, culturas e religiões, predispõe a sociedade a crer em relações intrínsecas entre a questão da saúde e da espiritualidade. Quanto a esse fato, a TVP é aquela que considera, integra e concilia essas características:

> A TVP, nascida em meio à medicina dita "científica", vem resgatar as antigas tradições xamânicas, com um detalhe que a distingue: não existe mais o cunho do exotismo, esoterismo e curandeirismo. Firmando-se como um novo degrau para a psicologia, a TVP une conceitos espirituais e terapêuticos em um caminho único (Lucca e Possato, 1998, p. 11).

Entre os pesquisadores, podemos citar Ian Stevenson como a maior autoridade mundial no estudo da reencarnação com método científico. Embora não tenha conseguido provar que, na trajetória evolutiva humana, realmente se vive (e morre) muitas vezes, as descobertas que realizou e o imenso acervo que coletou de casos que sugerem reencarnação fizeram-no chegar a poucos passos das provas definitivas. Graduado em Medicina, professor de Psiquiatria e diretor da Divisão de Estudos da Personalidade (atualmente, Divisão de Estudos da Percepção) da Universidade de Virgínia, dedicou-se por mais de 40 anos à pesquisa da reencarnação e escreveu mais de 200 artigos e livros fundamentais sobre o tema. Com os seus trabalhos sobre a reencarnação, ele tornou-se mundialmente conhecido como o "caçador de vidas passadas".

Também pioneiro na pesquisa do efeito Kirlian e da transcomunicação instrumental em nosso país, o engenheiro e psicobiofísico Hernani Guimarães Andrade foi também o introdutor no Brasil da metodologia de Ian Stevenson para o estudo de casos sugestivos de reencarnação. Stevenson veio a São Paulo em 1972 e seus arquivos abrigam casos brasileiros estudados pelo Instituto Brasileiro de Pesquisas Psicobiofísicas (IBPP), presidido por ele. A partir desses estudos, segundo o modelo elaborado por Stevenson, foram lançados dois livros: *Reencarnação no Brasil – oito ca-*

sos que sugerem renascimento e *renasceu por amor* e *Um caso que sugere reencarnação: Kilden e Jonathan*. Andrade estudou na Escola Politécnica da Universidade de São Paulo (USP), onde se formou em 1941, construindo ao longo do tempo um currículo vasto em atividades e pesquisas das mais variadas. Contudo, centralizou suas pesquisas nas áreas da parapsicologia, psicobiofísica, transcomunicação instrumental, comunicação com mentes extracorpóreas através de aparelhos eletrônicos, sendo o autor mais citado no Brasil e no exterior a respeito do tema. Realizava conferências, seminários, cursos e palestras por todo o mundo, assim como em espaços onde suas ideias eram ouvidas com maior simpatia e afinidade, como é o caso da AME-São Paulo e o Instituto Nacional de Terapia de Vivências Passadas (INTVP). Transitava com fidelidade indiscutível em suas investigações, considerando três aspectos fundamentais do Espiritismo: filosofia, ciência e religião. Fundou o Instituto Brasileiro de Psicobiofísica (IBPP), com trabalhos reconhecidos mais no exterior do que no Brasil. Formou, como colaborador, a primeira turma de Pós-graduação do Grupo de Pesquisas Psicobiofísicas da USP no campo da integração cérebro-mente-corpo-espírito e transmitiu ao movimento espírita inúmeras obras frutos de exaustivas pesquisas.

Maria Teodora Ribeiro Guimarães é medica psiquiatra, formada em TVP pela Association for Pastlife Research and Therapy, na Califórnia, Estados Unidos; é membro-fundadora e didata, supervisora e autora de livros da SBTVP com sede atual na cidade de Santos (SP). Desenvolveu a chamada técnica-padrão, a partir de princípios fundamentais, como: fatos traumáticos, o conceito de caráter, padrões e contrapadrões de comportamento, o conceito de "presenças", a morte, a reprogramação e o ectoplasma, todos perpassando pela hipótese da reencarnação. Em escritos de sua autoria, pode-se observar a definição clara e objetiva sobre do que se trata a TVP:

> A TVP é um tratamento psicológico que se processa com regressões de memória. Sessões de regressão no tempo, partindo da informação, da decodificação que o terapeuta dá ao chamado inconsciente do indivíduo, sobre o problema a ser resolvido, com a proposta de se chegar ao passado, em vivências passadas, em outras vidas, onde supostamente está a origem desse problema (Guimarães, 2008, p. 33).

Ela enfatiza, quando relata de maneira simples, que o objetivo básico da TVP é tratar os traumas do passado que repercutem na vida atual. Complementa, ainda, no mesmo texto, questões do processo da TVP relacionadas com os traumas e os momentos dolorosos, e esclarece:

> Uma incrível viagem no tempo, sem escalas, que, no fundo, nada mais é do que um vascular nos empoeirados arquivos da nossa história, da nossa memória, em busca dos episódios mal resolvidos de nossos antigos personagens, cujas sobras, cujos restos de emoção, de energia e de dor balançam displicentes e perigosos sobre o nosso consciente, sobre o nosso dia a dia, causando outras dores, outras emoções, sem causa aparente, e que não conseguimos compreender (Guimarães, 2008, p. 33).

Todo esse processo em TVP permite que o paciente se sinta acolhido e potencializado nas suas qualidades, compreendendo que, ao acionar essa nova ferramenta terapêutica, pode reconstruir a vida desabilitando o sofrimento e fortalecendo a alegria de viver. Uma referência de grande importância da TVP nesse novo milênio pode ser apreciada a seguir:

> Acredito que esta terapia se transformara, neste novo milênio que se inicia, numa arma extraordinária para a resolução das dores do homem já cansado de procurar aqui e ali, sem resolução, as respostas definitivas para o seu sofrimento. Cansado de mascarar suas tristezas com remédios e suas raivas com escapismos (Guimarães, 2005, p. 14).

Espera-se que o terapeuta de vida passada esteja devidamente credenciado ao exercício terapêutico, não apenas pela especialidade e especificidade dessa terapia, mas, antes, por sua formação original, a de ser um médico ou um psicólogo. Pincherle é enfático diante desse tema:

> Uma coisa, sim, me parece importante. Um psicoterapeuta precisa ser confiável não só pela sua integridade e pelos seus conhecimentos, mas também pela *"potência terapêutica"*, e, como dizem os analistas transacionais, pela capacidade de dar proteção e permissão ao paciente em qualquer momento(Pincherle, 1990, p. 63, grifo do autor).

Esse cuidado reflete a responsabilidade terapêutica e o papel de facilitador que o terapeuta ocupa ao acompanhar os fatos vivenciados pelo paciente em regressão de memória. Embora a técnica esteja respaldada no conceito da reencarnação, o paciente não precisa acreditar em tal pressuposto. A eficiência da técnica não está vinculada a crenças ou dogmas, mas, fundamentalmente, ao processo que se dá através da consciência de sua história longínqua. Isso é confirmado em vários relatos de pacientes que se submeteram à TVP:

> [...] há pacientes em dúvida quanto à existência ou não de outras vidas, e alguns são totalmente incrédulos. É interessante que nenhum destes tipos de pacientes alguma vez se referia às regressões como fantasia ou alucinação. Pelo contrário, acabaram fortemente inclinados pela aceitação das vidas passadas, uma vez que, conforme me dizem, não posso negar a existência de outras vidas, pois eu senti, eu vivi, eu mudei... (Pincherle, 1990, p. 99).

Uma importante pesquisa de neuroimagem foi realizada pelo neuropsicólogo brasileiro Júlio Prieto Peres após alguns pacientes terem se submetido às sessões de TVP. A pesquisa tinha por finalidade observar qual ou quais áreas cerebrais eram mais ou menos ativadas após as regressões de memória, e as conclusões foram que as áreas mais utilizadas e estimuladas foram aquelas localizadas no hipocampo, justamente as correlacionadas com as emoções e a memória, enfatizando que os fatos narrados, com seus conteúdos intrínsecos, não poderiam ser fruto de uma mera imaginação ou criatividade por parte do paciente.

A SBTVP não é uma sociedade espírita. Seus membros são, no mínimo, reencarnacionistas. Das pessoas que procuram por atendimento em consultório, porém, a maioria não é reencarnacionista e muito menos espírita. Por isso, o tratamento dado a essas pessoas precisa ter uma conotação especial. Por exemplo: ao invés de se falar de obsessores e espíritos, fala-se em "presenças". Interessante notar que, durante o processo de regressão de memória, os pacientes entram em um sutil estado alterado de consciência e se tornam videntes, passam a ver os espíritos, que interagiram com ele em um passado distante. Isso facilita o trabalho do terapeuta, porque, assim, pode-se fazer a ligação entre vida passada e envolvimento com outras entidades, inclusive com obsessores, fazendo com que o paciente comece a entender a problemática da reencarnação.

A TVP lida fundamentalmente com o caráter das pessoas. É sabido que o caráter, o temperamento e as conquistas são o resultado de milênios de evolução em um número incontável de reencarnações. Cada um tem sua personalidade e suas particularidades, cheias de virtudes e defeitos. Uns são mais egoístas, outros mais vaidosos, outros mais ranzinzas etc. Chegam ao consultório repletos de problemas psicológicos, comportamentais, físicos, emocionais, espirituais e querem eliminar o sofrimento, mas não as causas dele, que são seus defeitos de personalidade e comportamento. Na verdade, ninguém precisaria fazer TVP para saber em que precisa melhorar. É só observar as circunstâncias da própria vida e refletir sobre o que precisa exercitar para evoluir: como são os familiares, como são os parentes, qual é a condição econômica e social em que se vive etc. Porque cada um veio aprender alguma coisa. O que se tem de fazer é começar a prestar atenção no aprendizado para o qual cada um tem que vivenciar. Na TVP, é como se fossem trazidos os ensinamentos espíritas para dentro da ciência e da vida real. Com isso, o seu objetivo começa a tomar forma verdadeira, as pessoas que não acreditam, ou só leem isso nos livros, começam a ver que essas coisas acontecem de verdade.

A SBTVP foi fundada principalmente com a finalidade de levar o ensinamento espiritual às pessoas e mostrar a necessidade de corrigir os defeitos pessoais para aliviar as dores. Nas terapias de vida passada sérias, o terapeuta jamais relaciona o paciente com os personagens avistados, dizendo que tal espírito hoje é seu filho ou seu pai ou sua mãe. Se em uma sessão de TVP isso for dito, é preciso desconfiar da capacidade do terapeuta. O que ele deve mostrar são os atos praticados e os fatos vividos pelo paciente em vidas passadas, nos quais aqueles espíritos estiveram envolvidos e as consequências desses atos na sua vida atual, mostrando, em seguida, a necessidade de sua transformação de ordem moral para a resolução de seus problemas. Em TVP, denominam-se "presenças" os espíritos avistados, porque na realidade trata-se de uma visão do que eles foram naquelas existências. E, atualmente, são espíritos diferentes do que eram então. Muitos espíritos que foram perversos, por exemplo, hoje já estão melhorados e regenerados. O terapeuta não doutrina essas presenças, e sim o paciente; ele é quem está precisando se renovar, se reciclar e entender melhor a origem de seus padecimentos.

Na TVP, dá-se o nome de "inconsciente a memória extracerebral" ao lugar onde estão guardadas todas as vivências do ser. O que o terapeuta faz é trazer, para o nível consciente, exclusivamente aquilo que a pessoa precisa saber. Na realidade, é o próprio espírito do paciente que determina o que ele vai ver e é ele mesmo que vai dar a própria alta. Isso é muito interessante, porque tira do terapeuta aquela condição de todo-poderoso, que decide se houve cura ou não. Quem tem o poder de saber como está o passado e até quanto precisa saber do passado é o paciente. Isso traz outra vantagem: dá ao paciente o poder da própria cura, contribuindo para o aumento da fé em si mesmo. Ao contrário do que muitos pensam, a TVP não é uma terapia fria e racional, cuja única preocupação é a investigação científica. Ela é, sem dúvida, um campo de pesquisa, mas, acima de tudo, é uma terapia de amor. Todos têm o dever de batalhar para construir um mundo melhor. Assim, se um dia voltarmos aqui, poderemos encontrá-lo em melhores condições de felicidade.

É importante que essa metodologia de tratamento seja feita por pessoas especializadas, uma vez que as portas do inconsciente se abrem e é praticamente imprevisível o que está por vir. É necessário ter muito critério, muita seriedade, muito cuidado e muito domínio na utilização dessa técnica, pois o seu mau uso certamente trará problemas graves ao indivíduo que se submete a ela. Portanto, só deve ser utilizada por psicólogos e psiquiatras que, além de uma formação em psicopatologia, tenham se submetido à TVP, com toda uma formação acadêmica para trabalhar com esse tipo de terapia.

A TVP, de acordo com a SBTVP, é então uma abordagem psicoterápica que tem como princípio básico a hipótese da reencarnação e utiliza a regressão de memória como a técnica-base de tratamento. O tema da reencarnação sempre é abordado como objeto de estudo de vários cientistas renomados nesse meio, não tendo absolutamente quaisquer ligações com aspectos místicos ou religiosos.

A TVP admite também (como outras formas de psicoterapias) a existência de um inconsciente, com um conceito que transcende os estudos até o momento e que, quando bem acessado pela técnica de regressão de memória, permite levar o paciente a entrar em contato com lembranças, quer relacionadas com fatos da vida atual, quer relacionadas com existências pregressas, e que tenham estreita ligação com seus problemas psíquicos e/ou somáticos do momento presente. Esse acesso é possível pela criação de um estado alterado de consciência, mas sem a necessidade do uso da hipnose. A regressão da memória é utilizada com o paciente o tempo todo consciente, detendo o controle da situação. O paciente fica acordado ouvindo o terapeuta falar e os sons externos, e, ao mesmo tempo fazendo como uma viagem no tempo, mais ou menos instantânea, há 10 anos, 30 anos, 500 anos, mil anos ou mais. Terminada a indução (no início da regressão), o paciente, mesmo estando consciente no consultório, começa a vivenciar o papel de outra pessoa, em outra vida, em outro tempo e que independe de seu conhecimento histórico ou técnico para aquilo.

De acordo com a SBTVP, parte-se do pressuposto de que há cinco princípios fundamentais que são a base dos problemas:
1. Fatos traumáticos não resolvidos.
2. O conceito de caráter em TVP.
3. O conceito de padrões e contrapadrões de comportamento.
4. O conceito de "presenças" em terapia.
5. O conceito de ectoplasma (para tratamento de casos de ansiedade, somatização e síndrome do pânico).

Esses conceitos norteiam a sessão de TVP, que é constituída de três partes:
1. Levantamento do problema e/ou queixa do paciente.
2. Compreensão das causas do problema (por meio da utilização da técnica de regressão de memória).
3. Utilização de técnicas de reprogramação, que geram a mudança efetiva na problemática do paciente.

A TVP contém indicações, como já citadas anteriormente, e contraindicações, que devem ser muito bem observadas pelo profissional que dela faz uso (sempre um psicólogo ou médico psiquiatra qualificado, exigindo-se de ambas as categorias uma formação específica em cursos de formação condizentes com a seriedade que o tema requer). Pode-se citar algumas contraindicações, como os casos graves de esquizofrenia em surto, sob efeito de drogas e/ou álcool, e, por fim, pacientes apenas curiosos sobre o tema. A TVP facilita a compreensão das experiências vividas pelo paciente (vivências traumáticas, com forte conteúdo emocional, como raiva, vingança, ódio etc.) apontando como referência a lei de causa e efeito da física. Busca a raiz das questões trazidas pelos pacientes por meio da revelação de conteúdos complexos e pertinentes a todo ser humano, que se encontram em estado de inconsciência.

O movimento natural para este novo milênio, considerando a história da humanidade, sugere o fortalecimento da TVP, ainda que sustentado pelos resultados, e não por uma revisão técnica-teórica da ciência.

O relato realizado por Rozenkviat (2006), em sua dissertação de mestrado, demonstra um crescimento na utilização da TVP, independentemente dos apontamentos que faz quanto às controvérsias vinculadas ao tema, à resistência científica, aos resultados aparentemente funcionais (segundo ele), à simbologia envolvida nos casos etc. Não deixa também de lembrar ao meio acadêmico a importância de voltar um olhar mais cuidadoso a esse novo paradigma. Finalmente, descreve assim o movimento da TVP:

> [...] dado o panorama geral apresentado neste trabalho, podemos perceber que a TVP tem sido aplicada em larga escala, não só por charlatões ou pessoas incultas, mas também por profissionais que verdadeiramente acreditam nesta técnica e nas crenças envolvidas

> na mesma. Eles têm feito um trabalho sério e se esforçado no desenvolvimento da metodologia... de fato ela aparenta ser funcional em determinados casos... A TVP continua em movimento ascendente de estudo e aplicação... é um fenômeno emergente e atuante que, por isso, merece ser mais bem pesquisado pelo meio acadêmico (Rozenkviat, 2006, p. 109).

Talvez o futuro da TVP esteja diretamente relacionado com a mudança na visão de homem e de mundo. Uma visão mais ampliada, não só no discurso de sua integralidade biopsicossocial, mas também na prática da compreensão de sua complexidade, finitude material e imortalidade espiritual.

A TVP abre um novo cenário para terapeutas e pacientes: mostra-lhes os motivos pelos quais ocorrem determinados fatos em suas vidas, possibilita dar-lhes um novo sentido e os instrumentaliza para a prática de novos conhecimentos adquiridos. Não obstante, a harmonização de conceitos (que sofreram cisões ao longo da história) realizados pela TVP depende obviamente do método, mas também fundamentalmente da potência do terapeuta em permitir que tais pressupostos encontrem espaço para atuarem no *set* terapêutico.

> Cuidar de pessoas aumenta a responsabilidade que temos perante nós mesmos, e não poderia ser de outra forma. A decisão ética que tomamos ao optarmos por sermos terapeutas nos colocou nos bancos de uma escola de amor intensivo, chamados a aprender a amar mais profundamente (Guimarães, 1999, p. 369).

Se como pessoa não se estiver disposto a abrir-se para novas possibilidades, para reflexões menos rígidas, menos formais e racionalizadas, também como terapeuta não se estará devidamente aberto a esse encontro com o outro, que nos reflete, invariavelmente. Não aceitar novas propostas, não se permitir a aceitação incondicional do outro e sua história peculiar é, de certa maneira, impor valores pessoais e comportamentais próprios, que, na condição de terapeuta, pode ser moral, mas não ético.

A TVP trabalha com a essência do ser e com o entendimento de que suas dificuldades e sofrimentos estão centrados no rompimento com essa dimensão essencial. Trabalha com a possibilidade de contatar com um ser biopsicossocial e espiritualizado, fazendo e refazendo sua história individual e coletiva ao longo de milênios. Constatou-se um longo tempo histórico, um tempo milenar de lutas, descobertas e de questionamentos buscando ocupar o lugar do vazio existencial que a essência do ser intentava preencher. Compreende-se que a chegada da TVP marca um novo tempo. Um tempo em que se faz urgente a realização do ser pela compreensão de sua essência, de sua responsabilidade diante da vida e da sua necessidade em evoluir e transformar-se. Nada, aparentemente, pode impedir um processo que vem se construindo de longa data, nem mesmo a posição acirrada do racionalismo científico. A essência do ser, sua necessidade de ser feliz, reaprendendo valores, coloca-se acima de imposições acadêmicas e reacionárias. Há um tempo para tudo, um tempo de construções e desconstruções, que dependem muitas vezes de atitudes carregadas de coragem. Um tempo natural que segue seu caminho, assim como o curso de um rio, que ainda que desviado, retorna mais cedo ou mais tarde ao seu leito original.

Conclui-se que é necessário que todos que trabalham com a doença mental nas suas mais variadas expressões, em toda a sua abrangência, estejam atentos a um novo paradigma que está surgindo nesse começo de século, quando a inclusão do aspecto espiritual (transcendente em tempo e espaço) se faz necessária. Não se pode negar que, ao lado de brilhantes descobertas e brilhantes estudiosos na área da compreensão humana, muito ainda está por fazer. A cura ou alívio das dores de todos os pacientes deve ser o objetivo maior dos terapeutas como "curadores da alma". Certamente, esse também é o maior objetivo da TVP (evidência C).

Bibliografia consultada

- Araia E. Reencarnação e Ciência – Ian Stevenson – O caçador de vidas passadas. Revista Planeta. 2007;419. Disponível em: http://www.terra.com.br/revistaplaneta/edicoes/419/artigo61400-2.htm. Acesso em: 08 nov. 2019.
- Araia E. Reencarnação e Ciência: de Napoleão a Goethe, muitos famosos acreditam na reencarnação. Revista Planeta. 2007;419. Disponível em: http://www.terra.com.br/revistaplaneta/edicoes/419/artigo61404-1.htm. Acesso em: 08 nov. 2019.
- Araujo MAM. Sentido da Vida, Espiritualidade e Sociopoética: convergências para a produção de conhecimento e para o cuidado clínico. Universidade Estadual do Ceará; 2008. Disponível em: http://www.dominiopublico.gov.br/download/texto/cp051545.pdf. Acesso em: 15 nov. 2019.
- Barros LF. As dificuldades científicas do entendimento da espiritualidade. Revista International d'Humanitats. 2003. Disponível em: http://www.hottopos.com/rih6/ferri.htm. Acesso em: 29 nov. 2019.
- Drouot P. Nós somos todos imortais. Rio de Janeiro: Record; 1988.
- Guimarães MTR. Tempo de Amar – a trajetória de uma alma. 3. ed. Limeira (SP): Conhecimento; 2004.
- Guimarães MTR. Terapia de Vida Passada – curso de formação de terapeutas. Departamento Editorial/SBTVP. vol. I. 2. ed. Limeira: Conhecimento; 1999.
- Guimarães MTR. Terapia de vida passada – curso de formação de terapeutas. Departamento Editorial/SBTVP .vol. II. 2. ed. Limeira: Conhecimento; 2000.
- Guimarães MTR. Viajantes – histórias que o tempo conta - relatos de terapia de vida passada. 3. ed. Limeira: Conhecimento; 2008.
- Guimarães MTR. Os filhos das estrelas – memórias de um capelino. 2. ed. Limeira: Conhecimento; 2005.
- Lucca Eg, Possato A. A evolução da terapia de vida passada. São Paulo: Roka; 1998.
- Netherton M. Vida passada - uma abordagem psicoterapêutica. São Paulo: Summus; 1997.
- Nobre M. A construção da espiritualidade na medicina. São Paulo: Associação Médico Espírita do Brasil; 2004. Disponível em: http://www.amebrasil.org.br/html/pesq_const.htm. Acesso em: 15 nov. 2019.
- Panzini RG, Rocha NS, Bandeira DR, Fleck MPA. Qualidade de vida e espiritualidade. Rev Psiquiatr Clín (São Paulo). 2007;34(supl. 1):105-15.

- Peres MFP, Arantes ACLQ, Lessa PS, Caous CA. A importância da integração da espiritualidade e da religiosidade no manejo da dor e dos cuidados paliativos. Rev Psiquiatr Clín (São Paulo). 2007;34(supl. 1):82-7.
- Pincherle LT. Terapia de vida passada – uma abordagem profunda do inconsciente. 4. ed. São Paulo: Summus; 1990.
- Rozenkviat R. Do fantástico ao plausível – uma análise de discurso dos terapeutas de vida passada. Rio de Janeiro: Pontifícia Universidade Católica (PUC); 2006. Disponível em: https://www.maxwell.vrac.puc-rio.br/colecao.php?strSecao=resultado&nrSeq=8609@1. Acesso em: 18 nov. 2019.

A Importância da Educação Espiritual na Primeira Infância

■ Alexandre Serafim

O sistema nervoso, desde o início da sua formação na vida intrauterina até o final da primeira infância, quando a criança completa 6 anos e 11 meses, mostra uma intensa atividade na estruturação de todo o tecido cerebral com inúmeras conexões. Mecanismos que determinam a proliferação das células nervosas, suas diferenciações para as mais variadas funções, e a migração dessas diversas células a locais específicos para uma precisa execução das suas atividades definem uma organização basicamente perfeita na especificidade do que cada uma em sua área de ação deve realizar. Esses são fatores muito bem estudados pela Embriologia, pela Anatomia e pela Fisiologia, cujos avanços sempre trazem novos conhecimentos sobre os mecanismos da atividade cerebral e sua ascensão sobre os demais órgãos e sistemas do corpo humano.

Além de toda essa capacidade, o cérebro é dotado de interessante mecanismo de reorganização, adaptação e ajuste de funções de acordo com estímulos recebidos, sejam eles nocivos ou agradáveis. Essa característica, batizada de plasticidade cerebral, mostra como o cérebro humano, mesmo após sofrer alguma lesão ou dano, tem a capacidade de reorganização, além de moldar-se a situações ambientais.

A ciência observa que esse complexo mecanismo de adaptabilidade é muito mais intenso na primeira infância. Período de rápido crescimento cerebral, chegando do nascimento aos 6 anos com basicamente o triplo do seu volume (Figura 15.1). É um período de rápida formação de inumeráveis conexões entre as células nervosas, cujas ligações acarretarão na formação de conceitos e memórias tão fortes e duradouras quanto mais intensos os estímulos recebidos – ou seja, quanto mais persistentes forem os estímulos, maior será a impressão no tecido cerebral dos fatos observados e vivenciados.

É uma etapa extremamente sensível. Tanto fatores patológicos podem causar lesões e sequelas permanentes quanto influências ambientais interferir no processo de organização das atividades cerebrais e, consequentemente, na saúde física e mental da criança.

A medicina tem pleno conhecimento que a hipertensão arterial, o diabetes, a desnutrição e as infecções podem influir no bom desenrolar da gestação, com riscos de agravo à saúde, tanto para a mãe quanto para o bebê. Atualmente, somam-se novos fatores, como o estado emocional da gestante e o comportamento social. Ambos poderão funcionar como mecanismos epigenéticos, com possibilidade de alterar a expressão gênica do indivíduo em formação e potencial para acarretar distúrbios orgânicos ou até mesmo psíquicos. É preciso, ainda, considerar o ambiente doméstico da criança, o relacionamento dos pais, os exemplos oferecidos, os critérios de higiene e alimentação – todas essas situações poderão auxiliar ou prejudicar o desenvolvimento da criança e, consequentemente, sua vida futura. Esses conceitos embasados por estudos científicos nos alertam que, apesar de existir uma programação específica na formação e organização do sistema nervoso, ela poderá ser alterada pelo ambiente onde a criança inicia sua jornada.

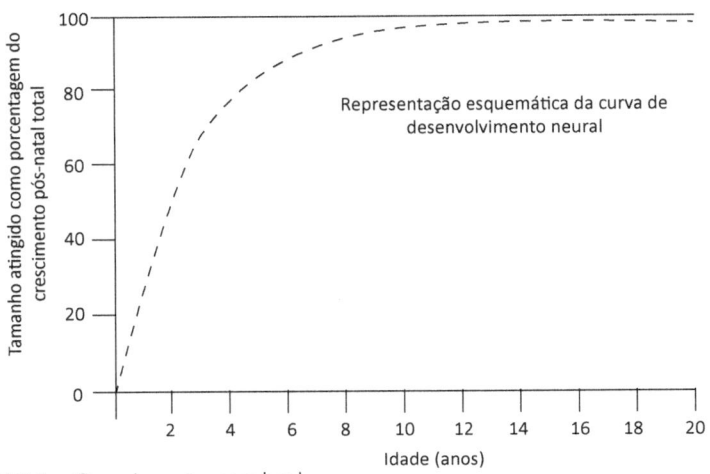

Figura 15.1 – Crescimento cerebral.
Fonte: Adaptada de Ré (2011).

Começando pelo período gestacional, estudos recentes sobre psiquismo fetal vêm demonstrando como o feto pode sofrer interferências do meio. Gestantes em estados emocionais alterados produzirão hormônios ou substâncias relacionadas com o estresse, as quais podem passar ativamente pela placenta, chegando ao seu bebê em formação. Esses estudos baseados na vitalidade fetal pela ultrassonografia morfológica verificam alterações na frequência cardíaca, na expressão facial (Figura 15.2) e na agitação motora, certificando que fatores ambientais oriundos da futura mãe podem ter ação direta sobre o comportamento fetal.

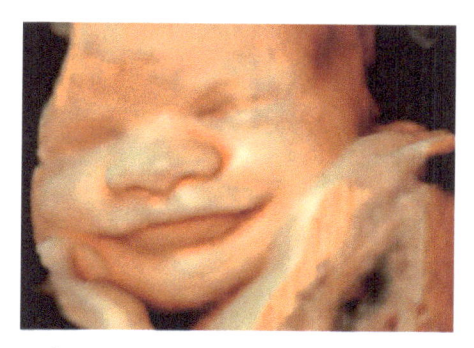

Figura 15.2 – Expressão facial de sorriso de feto com 35 semanas por ultrassonografia em 4D.
Fonte: Kardic & Kurjac (2017).

Após o nascimento, no acompanhamento desses bebês, sujeitos a um ambiente mais estressor durante a gestação, foi constatada maior frequência de transtornos comportamentais em relação aos que, no mesmo período, a gestante manteve um comportamento mais tranquilo e equilibrado. Essas pesquisas comprovam que, no período intrauterino, a saúde do bebê tem importante relação com a saúde mental da mãe, podendo repercutir na vida da criança após o seu nascimento.

Não podemos deixar de citar a importância do pai, pois o seu desequilíbrio comportamental ou emocional poderá afetar a gestante e o equilíbrio do ambiente doméstico, cujas consequências poderão ser as mesmas citadas anteriormente.

Na primeira infância, pode-se observar, lembrando ser um período de rápida estruturação do sistema nervoso central, que os mesmos fatos citados podem influenciar o processo de organização cerebral. Estudos em neurodesenvolvimento mostram que o cérebro da criança, decorrente de seu rápido crescimento, já tem bem definidas, antes dos 6 anos de idade, todas as áreas associadas às percepções sensoriais e à atividade cognitiva, prontas para receber e formular conceitos. Mostram se tratar de um período extremamente importante de formação do tecido cerebral. Nessa fase do desenvolvimento, ainda se está dando continuidade aos processos de diferenciação, organização e conexões das células que compõem o sistema nervoso, além da ativa produção de neurotransmissores e hormônios, que devem estar em equilíbrio para sua plena função. É um período de intensa plasticidade cerebral. A neurociência observa que o cérebro em desenvolvimento se molda às necessidades do ambiente e aos estímulos recebidos, podendo ser afetado de modo prejudicial pelos estímulos de um meio nocivo. Sabe-se, atualmente, que estímulos adversos podem aumentar os níveis séricos de substâncias inflamatórias, como algumas citoquinas e interleucinas, promovendo agressões aos tecidos frágeis de uma criança em desenvolvimento.

Na infância, todos os estímulos estão sendo ativamente observados e analisados pela criança, e nada passa despercebido: o comportamento dos pais e demais cuidadores, as respostas a questionamentos, a forma como as pessoas de seu convívio se relacionam e, principalmente, o tempo que disponibilizam para a vida familiar e como ela se processa. Em outras palavras, essa é uma época de rápida formação da estrutura cerebral, na qual os estímulos mais intensos e persistente determinarão conexões mais fortes e duradouras, podendo influenciar o pequeno ser em sua vida futura. Assim, suas atitudes e comportamentos terão uma relação direta com os estímulos recebidos na infância.

É interessante observar como, já em tenra idade, algumas crianças demonstram medos, angústias, ansiedades, agitação psicomotora, atitudes mais agressivas e tantos outros transtornos comportamentais, mesmo quando em ambiente familiar tranquilo e favorável ao bom desenvolvimento, e não justificáveis por fatores orgânicos. Esse fato remete às pesquisas sobre reencarnação pelos professores Ian Stevenson e Jim Tucker, ambos pesquisadores e psiquiatras da Universidade da Virgínia, nos Estados Unidos. Interessante essa possibilidade para os diversos transtornos comportamentais da infância, mesmo quando fatores epigenéticos favoráveis a bons estímulos estão presentes desde o início da formação da criança. A gestação bem aceita e nenhum fator, seja orgânico, ambiental ou familiar, interferindo para gerar algum distúrbio comportamental. Então, pergunta-se: de onde poderiam ter vindo tais alterações comportamentais? Provavelmente, a maioria creditaria apenas à genética. Mas deve-se considerar que uma das conclusões do Projeto Genoma foi que a complexidade do ser humano não vem apenas dos seus genes e é preciso começar a pesquisar outras fontes. Então, por que não considerar a fonte espiritual?

A Epigenética é uma ciência atual que, além de outros estudos, pesquisa como fatores ambientais, estilo de vida e comportamentos sociais podem interferir na expressão gênica e ser transmitidas às próximas gerações, sem que o código genético tenha de fato sido modificado. Esses estudos demonstram que, apesar de o gene manter sua estrutura, a sua expressão modifica-se de acordo com mudanças ambientais. Um trabalho científico publicado em janeiro de 2020, por Jimenez *et al.*, mostrou alteração na expressão de genes alelos codificadores da dopamina (importante neurotransmissor do sistema nervoso para manutenção do estado de alerta e motivação) em crianças cujas mães tinham o hábito de ler para seus filhos desde o primeiro ano de vida. Esse mesmo estudo evidenciou que essas crianças tiveram maior facilidade no desenvolvimento da fala e aprendizagem, além de melhor motivação para as atividades diárias e o comportamento social.

Sem adentrar nos termos técnicos da genética, deve-se pensar, com base na fonte espiritual e nos estudos de reencarnação, que o estado no qual esse espírito se apresenta na concepção, assim como os fatores externos que estarão atuando nesse período, serão determinantes, pelos conceitos epigenéticos e de plasticidade cerebral, na sua formação ética, moral e até mesmo com potencial de agir sobre o frágil veículo físico em formação. Conjecturas, ou não, devem ser pensadas e pesquisadas.

Tem-se, com todo esse processo, um interessante conjunto de fatores que envolvem o psiquismo materno, o paterno e o da criança; uma verdadeira mistura de sentimentos e sensações que poderão interferir tanto na parte física quanto na mental.

Se os estudos dos professores Ian Stevenson e Jim Turcker sobre reencarnação estiverem certos ou com base na maioria das religiões cristãs, as quais consideram que as almas são criadas por Deus no momento da concepção, deve-se pensar se uma forte rejeição pode acarretar um estado depressivo nessa alma que pretende começar ou reiniciar uma vida física. É preciso questionar o quanto esses estados emocionais entre todos os participantes da formação de uma família poderão interferir na gestação e no desenvolvimento na primeira infância e quanta responsabilidade têm os pais nesse processo.

A Física de partículas nos oferece um direcionamento nesse sentido. Estudos recentes dessa interessante ciência estão mostrando que as estruturas que formam os átomos (prótons, nêutrons e elétrons) não são as menores partículas possíveis, e sim são formadas por estruturas ainda menores, as quais podem ser formadas por outras menores ainda, até o ponto de não conseguir definir a linha divisória entre matéria e energia. Provavelmente, Albert Einstein estava certo quando colocou a teoria de que os diversos estados de uma matéria seriam, na verdade, estados diferentes de condensação de energia. Mas o que essas teorias teriam a ver com o desenvolvimento da criança? Primeiro, é preciso observar um dos conceitos da Física quântica, que demonstra que no momento em que uma energia atua sobre os elétrons que circulam ao redor do núcleo do átomo, este se descola para camadas mais externas, retornando ao seu estado anterior, quando a energia atuante cessa ou escapando da órbita do átomo, quando a energia atuante é muito intensa. Nesse processo, os cientistas observaram que há liberação de energia em forma de fótons, fenômeno batizado de "salto quântico".

Quando esse fenômeno ocorre, há mudanças no estado vibracional do átomo e, consequentemente, na estrutura molecular da qual pertence. Esse processo pode ser facilmente visto quando a água é aquecida. Ao incidir sobre a molécula da água uma energia calorífera, sendo suficientemente intensa, ela modificará o estado vibracional dos seus átomos, consequentemente alterando a condensação molecular para um estado mais vaporoso, porém que continua sendo água.

É importante lembrar que mais da metade da composição corporal humana é formada por água, proporção que é ainda maior na criança. Além disso, as sensações e os sentimentos, carreados pelos pensamentos, geram atividades eletromagnéticas. Dessa maneira, a ciência demonstra que o ser humano é possuidor de uma anatomia energética de característica sutil que pode ser expandida, com possibilidade de medição por equipamentos. E, sendo energia, poderá alterar as vibrações dos átomos.

Em 1976, os físicos Robert N. Miller e Phillip B. Reinhard desenvolveram um experimento para mensurar a energia de uma famosa médium da época, Olga Worrall, conhecida por seus trabalhos de cura por imposição das mãos. Nessa experiência, utilizou-se uma caixa de nuvens, cujo interior estava repleto de vapor de álcool metílico. Quando solicitado à médium a imposição das mãos sobre a caixa, ocorria a movimentação dos átomos, mostrando um rastro energético, que se deslocava de acordo com a movimentação das mãos. Essa experiência foi repetida com a médium a mais de 900 km de distância, com ela apenas focando seu pensamento na caixa, e o mesmo efeito foi percebido. Esse experimento mostrou que o pensamento, por meio da firme vontade, pode interagir com a matéria.

Decompondo os tecidos que formam os diversos órgãos do corpo humano, têm-se as moléculas, que se agrupam para formar os tecidos. Essas moléculas, por sua vez, são formadas por agrupamentos de átomos, cujas partes infinitesimais são energia, que se alteram de acordo com energias atuantes. Por exemplo, a energia em forma de ondas eletromagnéticas produzidas pelos pensamentos formulados ao longo do dia percorre não apenas a estrutura física, mas também se dissipa no ambiente, interagindo com outras energias circulantes. Um estudo interessante sobre esse fato correlacionou sentimento com mudanças na estrutura do DNA. A partir de emoções provocadas nos participantes da pesquisa, ocorriam mudanças na atividade eletromagnética cardíaca, concomitantemente a diferentes curvaturas na dupla hélice do DNA, observado por microscopia. Pode-se imaginar todo esse processo em um jovem organismo durante a sua formação.

A prece, então, se mostra como fonte equilibradora; sua ação, assim como da meditação, tem sido muito estudada pelo emprego de técnicas de imagem cerebral, tanto pela ressonância magnética funcional quanto pela tomografia por emissão de fótons. Esses estudos estão demonstrando um circuito cerebral diretamente relacionado com a espiritualidade, com áreas cerebrais que se ativam tanto no momento da prece quanto na meditação. Considerando os estudos que demonstram que os pensamentos e os sentimentos emitem ondas eletromagnéticas, cujos comprimento e amplitude dependem da intensidade das emoções, pode-se inferir que esse simples mecanismo, quando realizado com profundo amor e devotamento, poderá modificar totalmente o padrão vibratório do ser. A gestante, ao realizar essa importante conexão com energias mais sublimes, estará mudando seu perfil bioquímico e também hormonal, liberando em sua corrente sanguínea substâncias calmantes e regeneradoras, que possivelmente chegarão ao feto em desenvolvimento. A partir da abordagem espiritual, a mãe em prece emitirá energias pelo seu pensamento através de ondas eletromagnéticas de vibrações mais positivas e tranquilizantes ao ser que recebe em seu útero.

Com relação às crianças, é surpreendente a importância que a prece tem para elas. Estudos observam que o simples ato da prece apresenta um importante mecanismo de enfrentamento e equilíbrio emocional, principalmente em situações de agravo no estado de saúde ou nas sensações de medo por variados motivos, principalmente à noite, no momento de dormir. Observa-se que há uma importante relação entre a religiosidade e a espiritualidade da família em relação à criança que busca a prece como apoio em situações adversas.

Unindo todas essas informações, começou-se a descortinar que, desde a infância, o equilíbrio emocional, o enfrentamento às adversidades, a melhora da saúde física e mental, assim como mecanismos de adoecimentos do corpo e da mente, podem ser influenciados por questões espirituais.

A revelação de que a vontade por meio do pensamento gera vibrações positivas ou negativas, em forma de ondas eletromagnéticas que se dissipam pelo ambiente e interferem na matéria, alerta sobre como a higiene mental e a busca de um equilíbrio espiritual no ambiente familiar são extremamente benéficas ao desenvolvimento saudável da criança. Nesse sentido, a manutenção da prece e da educação espiritual no lar trarão benefícios, principalmente na primeira infância, quando o cérebro em desenvolvimento, juntamente com o espírito em ajuste à sua nova matéria, causará impressões positivas que influenciarão esse ser ao longo da sua existência.

Um interessante trabalho publicado no *Journal of Happiness* por Holder *et al.*, em 2010, demonstrou que crianças na primeira infância que receberam orientação espiritual ou foram precocemente introduzidas a trabalhos voluntários, vivenciando comportamentos altruístas, tornaram-se adolescentes mais felizes e de melhor convívio social.

Assim como a prece, o emprego da meditação e da yoga para crianças, principalmente quando essas práticas são adotadas na escola, tem demonstrado mudanças comportamentais importantes. Observam-se como resultados crianças mais tranquilas, menos ansiosas, com melhor atenção e convívio social.

Após essas informações, pode-se concluir que os mecanismos físicos que envolvem a gestação e o desenvolvimento da criança, apesar da importante implicação dos vários fatores de ordem biológica e psíquica, também estão fortemente relacionados com as questões espirituais nesse processo. Os estudos mostram que fé, crenças, religião e espiritualidade têm grande influência no neurodesenvolvimento dos seis primeiros anos de vida, podendo repercutir para todos os anos seguintes. Apesar de ainda não serem totalmente aceitas na comunidade científica, não se deve desprezar as questões espirituais no desenvolvimento da saúde física e mental da primeira infância, além da importância de essa dimensão ser mais estudada (evidências A e B).

Bibliografia consultada

- Aboellail MAM, Hata T. Fetal face as important indicator of fetal brain function. Journal of Perinatal Medicine. 2017;45(6):729-36.
- Acevedo-Rodriguez A, Mani SK, Handa RJ. Oxitocin and estrogen receptor-beta in the brain: on overview. Frontiers of Endocrinology. 2015;6(160):1-7.
- Audette NJ, Bernhard SM, Ray A, Stewart LT, Barth AL. Rapid plasticity of higher-order thalamocortical inputs during sensory learning. Neuron. 2019;103(2):277-91.
- Azevedo EC, Moreira MC. Psiquismo fetal: um olhar psicanalítico. Revista da Sociedade de Psicologia do Rio Grande do Sul – Diaphora. 2012;12(2):64-9.
- Bomford C, Lagahuta KH. A new look at children's understanding of mind and emotions: the case of prayer. Developmental Psychology. 2010;46(1):78-92.
- Bosarti E, Vedova AND, Rezzani R, Rodella LF, Cristini C. Correlation between human nervous system development and acquisition of fetal. An overview. Brain & Development. 2019;41(3):225-33.
- Cappelan PV, Way BM, Isgelt SF, Fredrickson BL. Effects of Oxitocin administration on spirituality and emocional responses to meditation. Social Cognitive and Affective Neuroscience. 2016;11(10):1579-87.
- Cotton S, Grossoehme D, McGrady ME. Religious coping and use of prayer in children with sickle cell disease. Pediatric Blood Cancer. 2012;58(2):244-9.
- Evans S, Ling M, Hill B, Rinehart N, Austin D, Sciberras E. Systematic review of meditation-based interventions for children with ADHD. European Child & Adolescent Psychiatry. 2017;27(1):9-27.
- Goswami A. O Universo Autoconsciente. São Paulo: Aleph, 2007. p. 43-68.
- Holder MD, Coleman B, Wallace JM. Spirituality, reliousness, and happiness in children aged 8-12 years. Journal of Happiness Studies. 2010;11:131-50.
- Jiang NM, Tofail F, Ma JZ, Haque R, Kinkpatrick B, Nelsoniii CA et al. Early life inflammation and neurodevelopment outcome in Bangladeshi infants growing up in adversity. American Journal of tropical Medicine and Hygiene. 2017;97(3):974-9.
- Jimenez ME, Reichman NE, Mitchell C, Schneper L, Mclanahan S, Notterman DA. Shared reading at age 1 year a later vocabulary: a gene environment study. The Journal of Pediatrics. 2020;216:189-96.
- Kandel ER, Schwartz JH, Jessel TM, Siegelbaum SA, Hudspeth AJ (eds.). Princípios de Neurociências. 5. ed. Porto Alegre: AMGH; 2014. p. 256-71.
- Kardic AS, Kurjac A. Cognitive functions of the fetus. Ultraschall in der Medizini. European Journal of Ultrasound. 2017;3:181-9.
- Khalsa SBS, Butzer B. Yoga in school settings: a research review. Annals of the New Academy of Sciences. 2016;1373(1):45-55.
- Lester BM, Marsit CJ. Epigenectics mechanisms in the placenta related to infant neurodevelopment. Epigenomics. 2018;10(3):321-33.
- Miguel PM, Pereira LO, Silveira PP, Meany MJ. Early environment influence on the development of children's brain structure and function. Development Medicine & Child Neurology. 2019;61(10):1127-33.
- Miller RN. Methods of detecting and measuring healing energies. In: White J, Krippner S. Future Science. Life energies and the physics of paranormal phenomeno. New York: Anchor Booksd; 1977. p. 431-44.
- Mohandas E. Neurobiology of spirituality. Mens Sana Monographs. 2008;6(1):63-80.

- Newberg AB, Wintering NA, Yaden DB, Waldman MR, Reddin J, Alivi A. A case series study of neurophysiological effects of altered states of mind during intense Islamic prayer. Journal of Physiology-Paris. 2015;109(4-6):214-20.
- Ré AHN. Crescimento, maturação e desenvolvimento na infância e adolescência: implicações para o esporte. Motricidade. 2011;7(3):55-67.
- Rein G, Mccraty R. Local and non-local effects of coherent heart frequencies on conformation changes of DNA. In: Proceedings of the joint USPA/IAPR. Milkawaukee, Wisconsin: Psychotronics Conference; 1993.
- Rein G. Bioinformation within the biofield: beyond bioelectromagnetics. The Journal of Alternative and Complementary Medicine. 2004;10(1):59-68.
- Ross CL. Energy medicine: current status. Global Advanced in Health and Medicine. 2019;8:1-10.
- Stevenson I. The exploratory value of the idea of reincarnation. The Journal of Nervous and Mental Disease. 1977;164(5):305-16.
- Stevenson I. American children who clain to remember previous life. The Journal of Nervous and Mental Disease. 1983;171(2):742-8.
- Tucker JB. Children's reports of past-life memories: a review. EXPLORE: The Journal of Science and Healing. 2008;4(4):244-48.
- Tucker JB. The case of James Leininger: an american case of the reincarnation type. Explore: The Journal of Science and Healing. 2016;12(3):200-17.
- Uziel D. O desenvolvimento do cérebro e do comportamento. In: Lent R. Neurociência da mente e do comportamento. 2. ed. São Paulo: Guanabara Koogan; 2008. p. 89-109.
- Volpi JJ. Neuronal proliferation, migration, organization, and myelination. In: Neurology of newborn. 5. ed. Philadelphia: Saunders; 2008. p. 51-118.
- Zwart HAE. In the beginings was the genoma: genomics and the Bi-textuality of human existence. The New Bioethics. 2018;24(1):26-43.
- Walsh K, Mccormack CA, Webster R, Pinto A, Lee S, Feng T et al. Maternal prenatal stress phenotypes associate with fetal neurodevelopment and birth outcomes. PNAS. 2019;116(48):23996-24005.

16

A Importância da Capelania no Ambiente Hospitalar

■ Alexandre Serafim

A capelania, apesar de compreender um tema atual, já era uma prática na França desde 1700, quando reis, em épocas de guerra, enviavam seus sacerdotes com uma pequena capela aos seus soldados, como uma forma de apoio espiritual aos seus combatentes e feridos. Com o tempo, esses sacerdotes passaram a ser chamados de capelães, e essa prática foi incorporada ao catolicismo e, posteriormente, a outras religiões de origem cristã.

Na área da saúde, por definição, a capelania é a prática de levar auxílio ou apoio espiritual para pessoas em situação de adoecimento, podendo se estender aos familiares e profissionais dessa área, seja em hospitais, clínicas, ambulatórios e até mesmo em residências. Dessa maneira, pode-se considerar o capelão o especialista treinado para oferecer assistência espiritual aos doentes e para todos aqueles que ele assiste.

A regulamentação legal dessa prática está inserida na Constituição Federal de 1988, que prevê em seu art. 5º, inciso VII: "é assegurada, nos termos da lei, a prestação de assistência religiosa nas entidades civis e militares de internação coletiva".

Muitas regulamentações passaram a surgir desde então, sendo a última promulgada em 2000 – Lei que regulamente a assistência religiosa n. 9.982, de 14/07/2000:

> Art. 1º Aos religiosos de todas as confissões assegura-se o acesso aos hospitais da rede pública ou privada, bem como aos estabelecimentos prisionais civis ou militares, para dar atendimento religioso aos internados, desde que em comum acordo com estes, ou com seus familiares no caso de doentes que já não mais estejam no gozo de suas faculdades mentais.
>
> Art. 2º Os religiosos chamados a prestar assistência nas entidades definidas no art. 1º deverão, em suas atividades, acatar as determinações legais e normas internas de cada instituição hospitalar ou penal, a fim de não pôr em risco as condições do paciente ou a segurança do ambiente hospitalar ou prisional.

Como o Estado Brasileiro é laico, permitindo a liberdade religiosa, o serviço público não pode assumir essa função, deixando para instituições privadas a função do apoio religioso. Esse papel é assumido por representantes e equipes das várias religiões e instituições, que, de acordo com a regulamentação, vão aos hospitais quando solicitados pelo indivíduo internado ou por seu familiar. Assim, no Brasil tem-se uma capelania de característica religiosa.

Apesar de sua importância para o paciente, esse modo de regulamentação causou um mecanismo de individualidade na oferta dessa proposta, gerando alguns pontos desfavoráveis:

- A atividade ocorre apenas por solicitação do paciente e permissão da Direção hospitalar, causando limites nessa atividade.
- Basicamente não há interação com a equipe médica (médicos, enfermeiros e demais integrantes da equipe), perdendo-se importantes informações que poderiam auxiliar o paciente no enfrentamento de sua doença.
- Em geral, depende da boa vontade do religioso no desejo de visitar um integrante da sua comunidade, muitas vezes sem qualquer preparo ou treinamento para essa atividade.
- O apoio ocorre apenas por integrantes da mesma religião ou comunidade, que nem sempre estão disponíveis para a visita.
- O apoio é focado na religião, limitando a visita a indivíduos da mesma religião, deixando muitas vezes outros pacientes necessitados de apoio espiritual.
- Nem sempre a comunidade religiosa a qual o paciente pertence tem o serviço estruturado ou indivíduos e equipes preparadas para o apoio hospitalar.

Outra proposta vem ganhando espaço, principalmente em hospitais norte-americanos, embora ainda pouco difundida no Brasil: a capelania hospitalar, na qual o foco principal é o apoio espiritual, independentemente da religião do assistido. Alguns pontos são interessantes e positivos nessa proposta em relação ao capelão hospitalar:

- Será treinado por equipes especializadas, não apenas em questões religiosas, mas também em como realizar a abordagem ao paciente e desenvolver uma anamnese espiritual que realmente avalie suas necessidades e angústias associadas às questões espirituais de assistido.
- Não oferecerá apenas o apoio religioso, mas buscará entender as necessidades ou os conflitos espirituais que envolvem o indivíduo, gerando recursos de apoio. Seu enfoque será mais holístico. Dará um suporte espiritual, independentemente da sua religião e da do paciente. Sua função não envolve apologias religiosas.
- Deverá estar integrado à equipe, fazendo parte da atividade diária do hospital, com visitas regulares aos internados, podendo realizar anotações em prontuários e participar das reuniões clínicas.
- Deverá ter habilidade no entendimento da necessidade religiosa, buscando envolver a comunidade religiosa a qual o paciente pertence, gerando paz e conforto nos momentos de sofrimento.
- Seu treinamento e atividades devem envolver o conhecimento dos procedimentos do hospital, assim como as questões éticas na abordagem do paciente.
- Seu preparo deve incluir a abordagem aos familiares e às equipes médicas envolvidas com o paciente, assim como em relação aos demais funcionários do hospital.

Pode-se observar importantes diferenças entre as propostas de uma capelania hospitalar de uma capelania religiosa, mais vigente no Brasil. O capelão, fazendo parte das atividades diárias hospitalares, torna-se muito mais ativo junto à equipe médica e no entendimento das necessidades espirituais do paciente. Essa proposta amplia os horizontes e dá maior liberdade de ação, integrando o paciente em um período de maior vulnerabilidade à sua comunidade religiosa, além de permitir ao médico um conhecimento diferenciado do seu paciente, que geralmente não foi treinado para abordar. Em um futuro próximo, talvez se tenha a capelania hospitalar trabalhando junto às capelanias religiosas, levando a um ganho muito maior para aqueles em situações de adoecimentos e para os seus cuidadores.

Infelizmente, não é dada a devida importância a essa prática, provavelmente pela falta de preparo e conhecimento tanto das direções clínicas hospitalares quanto das equipes médicas. Porém, isso não condiz com a realidade de alguns trabalhos que pesquisam a importância da abordagem espiritual dos pacientes, visto que, nas entrevistas, tanto médicos quanto pacientes gostariam que essa prática fosse mais adotada. Possivelmente, não a adotam e a praticam pela falta de conhecimento e treinamento especializado. A aplicação de disciplinas que abordem espiritualidade e saúde na grade curricular das faculdades poderá minimizar ou acabar definitivamente com essa barreira.

O adoecimento, principalmente os de maior gravidade, apresenta-se como um momento de vulnerabilidade orgânica e emocional que geralmente gera no indivíduo estados de angústia e medo. O desequilíbrio que esse momento ocasiona faz com que o doente e os que lhe assistem, tanto familiares quanto amigos, voltem-se às questões religiosas ou espirituais. Para alguns, esse é um aspecto positivo, como mecanismo de apoio e enfrentamento da situação, porém, para outros, a crença torna-se um aspecto negativo para o enfrentamento, por acreditar que sua situação de doença é uma punição divina, entrando em um processo de autopunição. O apoio espiritual nesses momentos poderá tanto fortalecer a fé quanto ajudar o indivíduo a recuperá-la, retirando-o da angústia pela sensação de estar sendo punido por algum feito do passado.

A ciência mostra que a angústia, o medo e a ansiedade podem prejudicar a atividade do sistema imunológico e também o eixo endocrinológico, facilitando o agravamento de doenças em tratamento. Considerando os pilares curar, aliviar e consolar fundamentais no exercício da profissão médica, é preciso estar atento às questões religiosas e espirituais dos pacientes, permitindo a eles o apoio espiritual por meio do exercício da capelania por profissionais habilitados, já que a medicina ainda está longe de assumir esse importante papel (evidências B e C).

Bibliografia consultada

- Adams K. Defining and Operationalizing Chaplain Presence: A Review. J Relig Health. 2019 aug;58(4):1246-58.
- Anefalos A, E Silva WAB, Pinto RM, Ferrari RD, de Fátima Boni A, Duarte CB et al. Spiritist Hospital Chaplaincy in Brazil: 5 Years of Documented Experience. J Relig Health. 2018 jun;57(3):1038-51.
- Brasil. Lei n. 9.9982 de 14 de julho de 2000. Brasília: Diário Oficial da União; 17/7/2000. p. 3. Disponível em:: https://www2.camara.leg.br/legin/fed/lei/2000/lei-9982-14-julho-2000-360444-publicacaooriginal-1-pl.html. Acesso em: 08 de abril de 2021.
- Fraizen M, Schnell K, Baillie S, Stuber ML. Chaplain rounds: a chance for medical students to reflect on spirituality in patient-centered care. Acad Psychatry. 2015 jun;39(3):320-23.
- Gentil R, Guia BP, Sanna MC. Organização de serviços de capelania hospitalar: um estudo bibliométrico. Esc Anna Nery. 2011 jan-mar;15(1):162-70.
- Gomez S, White B, Browning J, DeLisser HM. Medical Students' Experience in a Trauma Chaplain Shadowing Program: A Mixed Method Analysis. Med Educ Online. 2020 dec;25(1):1710896.
- Saad M, Lucchetti G, Peres MF, de Medeiros R. Toward the Concept of 'Spiritist Chaplaincy'. J Relig Health. 2015 aug;54(4):1460-9.

17

Religiosidade e Espiritualidade na Abordagem do Paciente Psiquiátrico – Proposta de Aplicação do Método de Cartografia Multidimensional no Tratamento de Saúde

- Frederico Leão
- Lucia Leão

> Uma resposta plausível é que a pessoa fica deprimida por inteiro – está com o cérebro triste, a pele triste, o fígado triste e assim por diante.
> (Chopra, 1989, p. 94).

O paciente psiquiátrico, como todo paciente, é um ser complexo, dinâmico e em constante transformação, entendendo-o como um ser em sofrimento, cujos sintomas físicos e psíquicos podem ter origens e causas diversas, o objetivo do presente capítulo é apresentar o método de cartografia multidimensional no tratamento de saúde. Para uma abordagem mais pedagógica de um tema tão complexo, inicialmente serão apresentadas as bases do entendimento da saúde nas dimensões física, emocional e espiritual; na sequência, as bases para a adoção de uma abordagem terapêutica multidimensional; e, por fim, estudos de casos, mostrando a aplicabilidade na prática assistencial.

Da abordagem biológica à abordagem sistêmica

As causas físicas dos transtornos mentais, de acordo com um ramo dos estudos das neurociências, estão localizadas no cérebro, principalmente nos neurônios e nas suas sinapses, e pelas mediações dos neurotransmissores, como serotonina, dopamina, norepinefrina, entre outros. Para a perspectiva biológica, os neurotransmissores são a fonte dos transtornos de percepção, pensamentos, sentimentos e emoções. As ligações entre os neurotransmissores ainda não estão totalmente esclarecidas, pois os estudos se baseiam na premissa de que existe uma relação causal entre os neurotransmissores e os sentimentos, os pensamentos e as emoções. Visando ao alívio do sofrimento e à cessação de sintomas, essa abordagem tem como bases a definição de diagnóstico segundo a classificação internacional de sintomas e a prescrição de medicamentos e procedimentos.

Paralelamente a essa visão biológica, existe outra que entende o distúrbio psiquiátrico como um sistema multidimensional. Com base em estudos sobre a meditação, o neurocientista Francisco Varela e seus colaboradores elaboraram um modelo de funcionamento da mente humana que não se localiza apenas no cérebro. Para o exercício de uma medicina sistêmica, vários pesquisadores propuseram abordagens terapêuticas.

A proposta deste capítulo é contribuir para essas abordagens, apresentando a metodologia da cartografia multidimensional no tratamento da saúde. Na cartografia, entende-se o ser em suas três dimensões – espiritual, emocional e física –, as quais estão intrinsicamente conectadas e se inter-relacionam constantemente. A dimensão da espiritualidade é aquela na qual o paciente informa sobre suas crenças, sua relação com o sagrado e sua busca pessoal para entender questões relacionadas com o sentido da vida. A dimensão emocional está diretamente relacionada com as crenças e os valores da dimensão espiritual e diz respeito às emoções que afloram a partir dos afetos primários, como medos, desejos, anseios, amor, raiva, entre outros. A dimensão física é aquela que materializa em signos todas as complexidades das interações espirituais e emocionais. Assim, a dimensão física funciona como uma bússola para o entendimento de conflitos e desejos que emergem a partir das interações entre as dimensões espirituais e emocionais. Além disso, é importante pontuar que, em alguns casos, a dimensão espiritual se corporifica em práticas religiosas que não só sistematizam as relações com o sagrado, mas também normatizam valores, crenças e comportamentos. Vale considerar que se compreende que toda religião é um sistema organizado de crenças e práticas que visam à transcendência e à superação do sofrimento.

Na abordagem do paciente psiquiátrico segundo a visão biológica, o que interessa é a descrição dos sintomas para que se possa fazer uma relação direta com os neurotransmissores e as substâncias que vão interagir com eles, eliminando os sintomas. Já na visão sistêmica, os limites do relato de sintomas são ultrapassados, buscando-se interagir com o paciente de uma maneira mais abrangente, levando em consideração sua história pessoal, suas narrativas e a forma de interpretá-las, suas crenças, seus valores, suas memórias, tudo aquilo que o constitui e que faz com que ele esteja vivendo de uma maneira dolorosa. É a partir da abordagem sistêmica que a relação entre paciente e médico se torna mais profunda, visto que outros pontos importantes são observados e incluídos no raciocínio do profissional que vai, então, propor uma estratégia de superação do sofrimento. É a partir dessa relação entre médico e paciente que se constrói uma cartografia na qual as relações entre o perfil sintomático físico, os relatos emocionais, os padrões e valores espirituais auxiliam na compreensão mais profunda do paciente.

Diretrizes para a adoção de uma estratégia multidimensional de anamnese

Como um médico pode ampliar seu entendimento sobre saúde e iniciar uma estratégia multidimensional de anamnese na consulta e no tratamento? Os autores defendem ser necessário assumir três compromissos:

1. Receptividade para ouvir: refere-se à necessidade de desenvolver receptividade para a escuta do paciente. Isso significa que o médico deve assumir uma postura interessada e livre de julgamento para conseguir criar um espaço de diálogo com seu paciente. Durante o momento de escuta, o médico deve anotar os conteúdos que o paciente está relatando e também ficar atento a outros sinais que emergem, como: postura corporal, gestos, emergência de palavras equivocadas, expressão de desconforto, entre outros.

2. Conhecimento e capacidade analítica: refere-se ao fato de que o médico precisa investir tempo e treinamento para conhecer, ou seja, o médico desenvolve uma postura de interesse e receptividade para a escuta sobre a dimensão espiritual e/ou religiosa do paciente. Aqui é importante deixar claro que a postura de escuta do médico determinará a capacidade de entender e produzir sentido a partir daquilo que o paciente está relatando. Não é necessário ter um conhecimento aprofundado sobre todas as religiões, mas sim conseguir extrair dos relatos os grandes temas e as questões críticas que estão relacionadas com o sofrimento e/ou a doença psíquica que estão sendo tratados.

3. Cartografia de temas e definição de estratégias de tratamento: nessa atividade, espera-se que o médico tenha a competência de organizar as imagens, temas, valores e outros elementos que o paciente trouxer para a consulta. É importante estar atento ao modo como o paciente lida com essas questões na vida cotidiana. Na atividade de desenvolver uma cartografia multidimensional do paciente, é necessário ficar atento aos valores, pois são eles que energizam e norteiam a conduta do paciente no seu dia a dia. Para o desenvolvimento dessa cartografia, o médico precisa conseguir abstrair e elaborar sínteses com os conteúdos relatados. Nesse sentido, o médico vai adotar uma postura daquele que quer ver além do que está sendo apresentado, em um esforço de encontrar relações entre sintomas e imagens arquetípicas. Para a atividade da cartografia, o médico deve elaborar diagramas com as crises, dramas e impasses que compõem o relato do paciente. Além disso, precisa buscar sentido nas conexões mais improváveis e díspares, tais como elas se apresentam. Aí reside a maior dificuldade da arte médica: valorizar um entendimento de que

cada paciente é um ser singular, único em suas experiências e afetos e, ao mesmo tempo, um ser multidimensional que vive em determinada cultura, época e condição afetiva.

Aplicações do método: estudos de caso

A seguir, são apresentados dois estudos de caso que demonstram a aplicação do método de cartografia multidimensional no tratamento de saúde. É importante pontuar que a apresentação desses casos tem por objetivo descrever os procedimentos que constituem o processo terapêutico multidimensional.

Soraya e a culpa

Soraya chegou atrasada 20 minutos em sua primeira consulta. Já iniciou a conversa pedindo desculpas pelo atraso e, de modo bastante agitado, pediu também um copo de água. Duas vezes olhou para o relógio de pulso e pediu para responder a uma chamada no celular. Após esse início bem tumultuado, ela respirou profundamente e declarou:

> Estou aqui por indicação de meu médico, tenho gastrite crônica e o remédio que ele me receita tem atrapalhado meu sono. Preciso de um remédio para dormir, pois trabalho muito o dia inteiro e tenho estado exausta. Mas não quero tomar um remédio que engorde. Quando eu era criança, eu era obesa e tenho pavor de engordar. Na verdade, só consigo manter meu peso indo todo dia na academia e treinando por 2 horas. Não como muito, só como para sobreviver e há muito tempo não tenho apetite, pois tomo o remédio que meu endocrinologista formula para mim há mais de 20 anos.

Soraya é um caso típico de paciente que chega ao consultório psiquiátrico buscando um remédio que traga alívio rápido para as suas necessidades. Não tem interesse em aprofundar suas questões e conflitos, e está acostumada com uma rotina de medicamentos que a mantém segura e estável. O problema da insônia, na sua visão, pode ser resolvido de maneira localizada com um remédio para isso. No entanto, mesmo um tratamento de abordagem localizada exigirá que o médico tenha um inventário de todas as medicações que a paciente já ingere, pois vários dos remédios indicados para o tratamento de insônia ligada à ansiedade podem ter interações químicas com outras substâncias. Em outras palavras, por uma necessidade de entendimento global do corpo da paciente, o caso requer um estudo cuidadoso.

No caso de um tratamento que considere as complexidades físicas, emocionais e espirituais da paciente, o método da cartografia multidimensional pode ser empregado de maneira segura. O início do tratamento consiste em ouvir a paciente de maneira atenciosa, levantar questões para que a paciente possa compreender que seus sintomas têm causalidades múltiplas e que tomar medicações que atuem nos sintomas e não lidar com as causas pode até mesmo resolver um problema isolado, mas, devido ao efeito cascata, é capaz de provocar outros tipos de problemas.

Os próximos passos precisam envolver uma conversa que estimule a importância do autoconhecimento e das relações que ela estabelece consigo mesma e com o meio com o qual ela se relaciona. Para tanto, é preciso revisitar seus valores, suas crenças e sua visão de mundo com objetivo de identificar de onde vem o desequilíbrio. Para que ela possa restaurar os ritmos de seu ciclo circadiano e um sono reparador, é importante que ela reveja suas práticas cotidianas, seus hábitos, seus valores e suas crenças. A partir desse entendimento, a terapia inicia um processo de despertar na paciente a sua própria capacidade de se curar e se libertar da necessidade de medicações supressoras de sintomas. Durante o processo terapêutico, a própria paciente descobre que carrega muitas culpas. Em seu relato, ela recorda do rígido sistema de crenças seguido por ela e sua família, que via o prazer da alimentação como fonte de pecado e vergonha. Ela se lembra da necessidade compulsiva de se recriminar após comer alguma guloseima ou fazer alguma extravagância. De acordo com as crenças da paciente, esse tipo de atitude era algo indigno e por isso ela se punia com excesso de atividades, o que acabava gerando desequilíbrio. Esse é um caso de *coping* religioso negativo no qual o modo como a paciente usa suas crenças gera desequilíbrio. Uma ajuda possível nesse caso é despertar a possibilidade de a paciente fazer um uso mais saudável de suas crenças, compreendendo que esse tipo de entendimento está na raiz de seus problemas. Essa descoberta só é possível se houver uma abertura da parte do médico para esse tipo de diálogo visando a ajudar a paciente a transformar o *coping* negativo em positivo.

Roberto e as preocupações

Roberto chegou ao consultório pontualmente na hora marcada. Parecia tranquilo e de bem com a situação de estar procurando um psiquiatra. Bem vestido e simpático, ele iniciou a conversa de modo organizado, afirmando que já se tratava com remédios psiquiátricos há vários anos, desde o período em que era aluno da faculdade de Engenharia e que foi diagnosticado com déficit de atenção. No momento, segundo suas palavras:

> Minha queixa é bem diferente, eu preciso de um remédio que me ajude a me sentir em paz. Estou sempre preocupado, antecipando o futuro, imaginando coisas que podem acontecer com minha família e comigo. Sou casado, tenho dois filhos adultos que dependem de mim e minha esposa é doente, nunca trabalhou. Sou o provedor de uma família que exige muito de mim e estou sempre me sentindo incompetente. Às vezes, me considero um perdedor, pois não consigo satisfazer às necessidades daqueles que eu amo. Tenho tido pesadelos frequentes e mais recentemente tive duas crises de ataque de pânico. Vivo com medo de morrer e que algo terrível aconteça com minha família. Tenho uma rotina sistemática e bebo socialmente, mas tenho bebido duas ou três doses de *whisky* toda noite para relaxar. Sinto-me constantemente sobrecarregado e sozinho, impotente diante das metas que tenho para alcançar e não alcanço.

O tratamento para Roberto, à primeira vista, parece ser simples: afinal, excesso de preocupação e sentimento de estar sobrecarregado por deveres e responsabilidades aos quais não se considera apto a dar conta são padrões de desequilíbrio muito frequentes na cultura em que vivemos. Uma pessoa em equilíbrio pode e deve se preocupar com os outros, buscando querer cuidar e servir de modo altruísta. No entanto, o desequilíbrio surge exatamente quando essas necessidades se tornam excessivas, gerando um sentimento de fracasso. Assim, encontrar um remédio que cuide só do sintoma não vai ajudá-lo a enfrentar seus temores e a buscar uma justa medida para suas demandas pessoais. A partir da perspectiva da cartografia multidimensional no tratamento de saúde, busca-se compreender o paciente em suas complexas relações entre corpo físico, valores e espiritualidade. Nas suas crenças mais profundas, Roberto carrega uma necessidade de vencer metas, uma ambição que nunca se sacia e, ao entrar em contato com essa dimensão, ele conseguiu entender que, para alcançar a paz tão desejada, é necessário rever seus valores. Na sua narrativa, Roberto revelou que sempre almejou fazer sucesso e as competições entre colegas são frequentes. Suas relações com o divino são marcadas por uma crença profunda de que Deus prefere pessoas vencedoras e que uma prova do amor divino é o sucesso. Uma das frases que mais combina com suas crenças é o famoso ditado popular: "Deus ajuda quem cedo madruga".

Durante o processo terapêutico, o paciente começou a perceber o quanto ele está identificado com a figura do herói, do salvador que precisa vencer seus próprios limites e propiciar tudo aquilo que ele julga ser necessário para sua família. Sugeriu-se a Roberto que buscasse compreender que as altas demandas que ele impõe para si mesmo poderiam ser revistas a partir da uma compreensão menos rígida e crítica. Suas inquietações espirituais poderiam encontrar uma perspectiva mais flexível caso ele entrasse em contato com a imagem de um Deus mais generoso e menos exigente. Um médico com um treinamento para associar a dimensão espiritual pode contribuir para que o paciente inicie uma trajetória de transformação de suas relações com a transcendência.

Considerações finais

Neste capítulo, defendeu-se a importância de incluir as dimensões físicas, emocionais, espirituais e religiosas do ser na abordagem do tratamento psiquiátrico. No entanto, para aplicar essa abordagem, é necessário que o médico reconheça a importância dessas dimensões na interação com seu paciente, valorize as potencialidades de tratamento que podem emergir desse conhecimento, desenvolva suas habilidades e realize um treinamento para exercer essas práticas. Nos estudos de caso apresentados, foi possível perceber o quanto a inclusão das dimensões espirituais e emocionais colabora no processo de tratamento, atribuindo profundidade e sentido para o sofrimento vivido. A partir da descoberta de sentido, o paciente se torna capaz de elaborar seu autoconhecimento e de produzir transformações no seu comportamento, na sua saúde e na sua vida.

Bibliografia consultada

- Ballentine R. Radical healing: Integrating the world's great therapeutic tradition stocreate a new transformative medicine. Three Rivers Press (CA); 1999.
- Chopra D. A cura quântica. São Paulo: Best Seller; 1989.
- Eliade M. Tratado de História das Religiões. São Paulo: WMF Martins Fontes; 2010.
- Graeff FG. Neurociência e psiquiatria. Psicologia clínica. 2006;18(1):27-33.
- Leão FC, Lotufo Neto F. Uso de práticas espirituais em instituição para portadores de deficiência mental. Archives of Clinical Psychiatry (São Paulo). 2007;34:54-9.
- Leão FC. Saúde, espiritualidade, religiosidade: uma abordagem comunicacional. Tese de Doutorado em Comunicação e Semiótica. São Paulo: Pontifícia Universidade Católica de São Paulo; 2009.
- Leão FC, Leão LIC. Embracing the nature and The Lotus Project: a transdisciplinary therapeutic proposal. In: 21st International Consciousness Reframed Conference. Sentient States: Bio-mindand Techno-nature, 2019, Porto. 21st International Consciousness Reframed Conference. Sentient States: Bio-mindand Techno-nature. Porto, Portugal: Universidade Católica Portuguesa; 2019. p. 65-6.
- Pargament KI, Raiya HA. A Decade of research on the psychology of religion and coping: things weassumed and lessons welearned. Psyke & logos. 2007;28(2):25.
- Varela FJ, Thompson E, Rosch E. The Embodied Mind. Cambridge (Mass.): The MIT Press; 1999.
- Wilber K. A Visão Integral: uma introdução à revolucionária abordagem integral da vida, de Deus, do universo e de tudo mais. São Paulo: Cultrix; 2008.

Como Abordar a Espiritualidade na Prática Clínica

■ Cesar Augusto Cardoso

A prática da medicina é um terreno fértil para a caridade e a benevolência. Infelizmente, com a fragmentação do atendimento médico, tem ocorrido um enfraquecimento da relação médico-paciente, dando-se ênfase à doença, e não à pessoa. Na prática clínica, ao abordar a espiritualidade, o profissional demonstra interesse em um ponto que é muito importante para a maioria das pessoas, principalmente em momentos de dor e sofrimento, além da percepção de que há uma preocupação com a pessoa como um todo, valorizando sua cultura, suas crenças e seus valores. A partir de dados obtidos em recente pesquisa realizada na Universidade de Taubaté (Unitau), ainda não publicados, de 876 pacientes e 1.325 médicos, 92,7% dos pacientes pesquisados gostariam que fosse abordada a espiritualidade por seu médico e disseram que 60,8% dos médicos o faziam. Já na pesquisa com os médicos, 73,4% deles relataram que abordavam a espiritualidade na prática clínica.

A valorização da espiritualidade na prática clínica facilita a humanização da medicina e o fortalecimento da relação médico-paciente. Para isso, é necessário tratar os pacientes como seres humanos, em uma atitude empática, e não somente simpática. Na empatia, compartilhamos o entendimento das dores e aflições, enquanto na simpatia compartilhamos sentimentos.

Quando se discute sobre a relação médico-paciente, muito se fala da atenção dispensada ao paciente, buscando tratá-lo como ser humano. Mas como está a humanização do médico? Há uma precarização das relações trabalhistas, sem direitos básicos como férias e décimo terceiro salário, com cargas horárias excessivas, abusos de álcool e/ou drogas, depressão, grande carga de estresse pelo convívio com a dor, sofrimento e morte quase diariamente, o que pode gerar *burnout*. Será que esse médico consegue oferecer todo seu potencial ao seu paciente?

A abordagem da espiritualidade na prática clínica vem trazer um novo olhar para essa relação tão desgastada, com resultados positivos tanto para o paciente quanto para o médico, visto que, como já dito em outros capítulos, a espiritualização é uma importante arma para o combate ao estresse, auxiliando o encontro de um maior significado para a vida e para lidar melhor com o estresse e com a própria doença, inclusive com diminuição da secreção do cortisol.

Permitam-me compartilhar um pouco da minha história. Estou formado há 22 anos e, durante a minha formação médica, não tive nenhuma aula sobre medicina e espiritualidade (ME). Como membro do Departamento Científico do Diretório Acadêmico, participei da organização de muitos cursos sobre os mais variados temas e não me lembro de nem ter sido sequer discutido um sobre ME. Durante as atividades práticas, havia uma proibição velada em conversar com os pacientes sobre o tema, restringindo-nos a questionar apenas se tinham alguma religião. Quando eu estava na residência médica, senti uma maior aproximação com os pacientes e os seus familiares, e notei que eles precisavam e queriam algo a mais dos médicos do que apenas o conhecimento técnico. Na residência de Cirurgia de Cabeça e Pescoço, convivi com muitos pacientes oncológicos e muitos deles apresentavam conflitos e angústias espirituais, e eu não sabia bem como lidar com toda aquela informação. Conforme fui me aprofundando com minha espiritualização, comecei a dar maior abertura para os pacientes falarem sobre o tema, e, coincidentemente, o Professor Alexandre Serafim iniciou a disciplina de ME na Universidade de Taubaté (Unitau), onde eu leciono nas disciplinas de Trauma, Cirurgia Geral e Oncologia. Interessei-me, e comecei a me aprofundar no estudo do tema e, em 2014, fui convidado a participar desta disciplina de ME. Hoje me sinto muito realizado ao encontrar ex-alunos, que demonstram o quanto foi importante essa disciplina, não só na prática como médico, mas também nas suas vidas.

Ao se discutir "como abordar espiritualidade na prática clínica", é preciso responder a algumas questões: Devo abordar espiritualidade na prática clínica? Quais as competências para o cuidado espiritual? Como colher uma anamnese espiritual? O que fazer com as informações obtidas?

Apesar dos diversos benefícios da espiritualização, o bom senso tem que prevalecer para saber se a abordagem deve ser feita e qual o melhor momento, pois cada paciente tem sua vivência, seus valores e dão pesos diferentes à espiritualidade no dia a dia. Deve-se evitar abordar o tema nos momentos de grande aflição ou medo dos pacientes, quando são vítimas de trauma, situações que ameacem a vida como um evento coronariano, ou mesmo após uma cirurgia de grande porte. Ao invés de minimizar, podemos aumentar a angústia e o medo. Deve-se dar preferência para os momentos em que o paciente esteja mais tranquilo, podendo estar internado ou em uma consulta ambulatorial. Às vezes, pode ser em uma primeira consulta, nas consultas de retorno ou ir construindo a avaliação espiritual no transcorrer do tratamento. O principal motivo para se abordar a espiritualidade na prática clínica é para demonstrar ao paciente que ela é uma interface importante na vida da maioria das pessoas e que o profissional a valoriza.

Para realizar o cuidado espiritual, é essencial dar o direito ao paciente de falar, e escutá-lo através da linguagem verbal e não verbal. Quando estiver escutando, ouça apenas, e não se preocupe com a resposta ou com o aconselhamento que precisará dar. Dê abertura para o paciente, perguntando se ele quer falar algo e, depois, somente observe e o escute. Muitas vezes, só de ter alguém para escutá-lo, já há o alívio de muitas angústias e dores. Isso é o que podemos chamar de ausculta terapêutica. Outra competência importante é a de dar esperança e aqui cabe uma reflexão quanto a dar falsas esperanças, pois qualquer relação, e a relação médico-paciente não é diferente, é baseada na confiança e, quando o paciente percebe que você não está sendo verdadeiro, há uma quebra nessa relação, e será muito difícil, senão impossível, de reatar.

O tratamento não deve se basear somente na cura, mas também na esperança de momentos melhores. Quem está com uma dor física e tem essa dor amenizada já passa por momentos melhores; quem tem uma angústia espiritual e consegue resolvê-la ou minimizá-la também terá momentos melhores. Pode haver limites para a cura, mas nunca para o cuidado. A compaixão é outra característica importante do profissional de saúde para realizar o cuidado espiritual, significando um sentimento piedoso de simpatia para com a tragédia pessoal de outrem, acompanhado do desejo de minorá-la. Ela pode ser resumida com o seguinte questionamento: "Eu posso ajudá-lo(a)?". E nós profissionais de saúde podemos ajudar muito, colocando em prática nossos conhecimentos técnicos ou pela nossa compaixão. Por fim, é praticamente impossível realizar o cuidado espiritual sem amor. Inicialmente amor pelo que faz, por isso é tão importante o profissional de saúde ter uma vida equilibrada, com boas condições de trabalho e amor pelo próximo, praticando a empatia ao entender a dor do outro.

A colheita da anamnese espiritual deve ser semelhante à da anamnese geral, que, apesar de ser estruturada em itens obrigatórios a serem questionados, deve ser feita como uma conversa, sem amarras, em um verdadeiro bate-papo, no qual o médico obterá as informações necessárias para o diagnóstico da doença ou de uma provável angústia espiritual. Caso perceba que o paciente não quer falar sobre sua espiritualidade, pode-se tentar uma abordagem sobre o que dá significado à sua vida, que pode ser a arte ou a natureza. Além da objetividade ao se aplicar um questionário, deve-se sempre estar atento aos dados subjetivos, estando inteiro para escutar, estar presente naquele lugar e naquele momento, permitindo-se sentir.

Quanto aos instrumentos validados para a realização da anamnese espiritual, utiliza-se e é indicada na disciplina de ME o FICA, por sua facilidade de memorização, rapidez na aplicação e por ser centrado no paciente. Descrito por Puchalski *et al.*, o FICA é um método mnemônico que significa:

- Fé: Qual a sua tradição de fé?
- Importância: Quão importante é sua fé para você?
- Comunidade: Qual é sua igreja ou comunidade de fé?
- Atendimento: Como podemos atender às suas necessidades?

Por fim, após obter a anamnese espiritual e constatar se o paciente apresenta questionamentos não elucidados ou angústia espiritual, o que é feito com essa informação? Nós, como médicos, somos treinados para fazer o diagnóstico e intervir, quer seja nos hábitos de vida, prescrevendo um medicamento ou indicando uma cirurgia. Mas, e quanto à espiritualidade? O que devemos e podemos fazer? Inicialmente, não devemos fazer proselitismo religioso, tentando impor aquilo em que acreditamos ou prescrevendo práticas religiosas. O momento da consulta não deve ser utilizado para converter ninguém para determinada religião ou filosofia. É de extrema importância que se identifique e valorize o que o paciente acredita com uma conduta centrada nele. O cuidado espiritual deve ter como objetivos auxiliar o paciente a ter um bem-estar espiritual e facilitar o encontro de um sentido para a vida, pela reconciliação existencial e pela busca de significado para a vida pela reestruturação do eu.

Diante das necessidades espirituais dos pacientes, Koening enumera as condutas possíveis:

- Não tomar nenhuma ação.
- Incorporar espiritualidade à saúde preventiva, como psicoterapia, meditação e oração.
- Incluir espiritualidade no tratamento adjuvante, auxiliando a encontrar significado diante da doença, do sofrimento ou da morte.
- Modificar o plano de tratamento, apoiando técnicas alternativas para o alívio da dor e incentivando a busca do apoio da comunidade.

Uma metanálise que avaliou dez ensaios clínicos randomizados, totalizando 1.239 pacientes com câncer, observou que a intervenção espiritual (psicoterapia, *mindfulness*, meditação e oração) pode melhorar o bem-estar espiritual e a qualidade de vida, além de reduzir a depressão, a ansiedade e a desesperança nos pacientes com câncer. Contudo, na avaliação dos subgrupos, somente os pacientes com câncer de mama demonstraram melhora do bem-estar espiritual com a intervenção, reforçando a necessidade de individualização da intervenção. Esses resultados devem ser interpretados com cautela em virtude da heterogeneidade da amostra e das formas de intervenção relativamente altas.

Em termos práticos, o profissional de saúde pode auxiliar o paciente das seguintes maneiras:

- Demonstrar para o paciente que a espiritualização pode fazer diferença na sua qualidade de vida e até mesmo no curso da doença, podendo até exemplificar com dados estatísticos, sugerindo que deve ser uma busca para o que dá significado e resposta aos seus questionamentos.
- Estimular bons hábitos de vida que são preconizados pelas religiões, como cessação das drogas, do tabagismo ou do etilismo. (Observo na prática que, quando um paciente se envolve com uma atividade religiosa e aquilo dá as respostas aos seus anseios, o índice de abstinência das drogas lícitas e ilícitas é maior. Não por acaso, a espiritualização faz parte do consagrado programa dos Alcoólatras Anônimos.)
- Perdão: as diferentes religiões e filosofias pregam a prática do perdão, e os seus benefícios podem ser medidos com melhoras nos aspectos emocionais, cognitivos, fisiológicos, psicológicos e espirituais. Ao perdoar, diminuem-se os sentimentos de raiva, hostilidade, ansiedade, ruminação, melhorando os autocuidados de saúde, o suporte social, a drogadição e o estresse. A Sociedade Brasileira de Cardiologia (SBC) orienta o perdão, bem como a gratidão como meios para reduzir o risco cardiovascular.
- Gratidão: é uma dimensão importante para a vida à medida que se percebe que dependemos do outro em quase todos os momentos. A gratidão é um dos alicerces da sociedade humana e a mensuração das bênçãos pode ser uma estratégia eficaz para reposicionar a vida espiritual e emocional. Os adultos com o hábito de escrever diários de gratidão se exercitam com mais frequência, mostram-se mais otimistas, relatam menores sintomas de doenças e, em última análise, sentem-se melhor em relação à vida. Uma das melhores formas de cultivar a gratidão é por meio do diário da gratidão com a habituação de se escrever diariamente as situações ou pessoas as quais se é grato.
- Meditação: já foram descritos em outros capítulos deste livro os benefícios das práticas meditativas e, como normalmente não há uma conotação religiosa associada, pode-se demonstrar suas vantagens e como praticá-las. Com as facilidades da internet, pode-se orientar o paciente a procurar diversos aplicativos e vídeos que auxiliam na prática meditativa.
- Oração: uma das grandes dúvidas da abordagem da espiritualidade na prática clínica é se o profissional de saúde deve rezar com o paciente. Koenig relata que não há controvérsia quanto ao médico rezar em silêncio com o paciente. Qualquer ação além disso oferece algum risco, já que, quando o profissional

de saúde reza com um paciente religioso, isso pode fortalecer a relação médico-paciente, enquanto para outro paciente isso poderá trazer desconforto e sensação de pressão. Mais uma vez, é importante esclarecer o bom senso do profissional de saúde na assistência espiritual.
- Encaminhar: caso não se sinta à vontade ou preparado para realizar o cuidado espiritual, o profissional de saúde deve encaminhar o paciente para um colega, capelão ou algum membro da comunidade para orientá-lo.

Enfim, não há receita pronta para realizar o cuidado espiritual, devendo-se usar o bom senso, a nossa capacidade de compaixão e amor ao próximo, com cuidado para não forçar nenhuma situação que poderia prejudicar a relação médico-paciente.

Bibliografia consultada

- Avezum Jr Á, Moriguchi EH, Nobre F, Lucchese FA, Griz HB, Magalhães LBNC et al. Diretriz de Prevenção Espiritualidade e Saúde. São Paulo: Sociedade Brasileira de Cardiologia. Grupo de Estudos em Espiritualidade e Medicina Cardiovascular – GEMCA Diretriz; 2019. p. 1-27.
- Emmons R, Biase WMC. Agradeça e seja feliz. Rio de Janeiro: Best Seller; 2009.
- Koenig HG. Espiritualidade no Cuidado com o Paciente: Por Que, Como, Quando e o Quê. 3. ed. São Paulo: Fé; 2018.
- Koenig HG. Religion, spirituality, and health: the research and clinical implications. ISRN Psychiatry. 2012 dec 16;2012:278730.
- Lucchetti G, Granero AL, Bassi RM, Latorraca R, Nacif SAP. Espiritualidade na prática clínica: o que o clínico deve saber? Revista da Sociedade Brasileira de Clínica Médica. 2010;8:154-8.
- Puchalski C, Romer AL. Taking a spiritual history allows clinicians to understand patients more fully. J Palliat Med. 2000;3(1).

19

Conceitos de Ética e Espiritualidade no Ato Médico

- André Luis Ferreira Santos

A bioética surgiu há cerca de 50 anos, como uma necessidade diante dos avanços da ciência e sua aplicabilidade responsável. É imperativo unir o conhecimento científico aos valores éticos e morais. O médico norte-americano Van Rensselaer Potter foi o primeiro a utilizar, em 1970, o termo "bioética", trazendo toda essa reflexão sobre alinhar os fatos biológicos aos valores éticos, de usar os avanços tecnológicos com responsabilidade.

Atualmente, são considerados princípios éticos fundamentais: autonomia, beneficência, não maleficência, justiça e equidade. Logicamente, deve-se considerar as mudanças no conceito de saúde, que incorpora uma nova visão, hoje definida como "saúde integral", e alinhar todos esses aspectos no exercício da nova medicina. O médico passa a se defrontar com um desafio inadiável, o de unir evidências científicas, tecnologia, ética e humanização.

Diante das novas descobertas e consistentes evidências científicas produzidas nessas últimas décadas sobre a relação positiva entre saúde e espiritualidade, abrem-se novos caminhos na abordagem da saúde humana. Consequentemente, há uma nova ética para esse novo milênio. As várias revisões sistemáticas e metanálises publicadas demonstraram essa relação entre espiritualidade e saúde humana, física e mental (evidência A).

Tudo isso resultou na necessidade de uma visão mais holística da saúde humana, já admitida previamente pela Organização Mundial da Saúde (OMS), compreendendo a saúde como algo muito mais que um simples bem-estar físico-orgânico, mas um equilíbrio físico-espiritual. Significa uma mudança de paradigmas, uma nova visão da medicina, que passa a considerar a consciência o fundamento do ser, que não vê mais o homem como máquina, passando a abranger aspectos da vitalidade, da significação e do amor.

Essa visão mais integrativa para uma nova medicina vem de encontro com as mais profundas aspirações manifestadas pelos pacientes, que demonstram a carência de uma abordagem médica mais humana e integral, em observância com as suas crenças. Pacientes em fase terminal de doenças relataram a necessidade de uma abordagem mais espiritualizada, segundo estudos sobre cuidados paliativos.

Na resolução do Conselho Federal de Medicina (CFM) n. 2.217, de 27/09/2018, o Código de Ética Médica, em seu artigo 32, alerta que é vedado ao médico "deixar de usar todos os meios disponíveis de promoção de saúde e de prevenção, diagnóstico e tratamento de doenças, cientificamente reconhecidos e a seu alcance, em favor do paciente". E, aos princípios fundamentais, foram acrescentados novos textos enfatizando que:

> Cabe ao médico, como profissional, considerar seus conhecimentos, resultado de longos anos de estudo, e atualizar-se continuamente para que tenha capacidade técnica de aplicar os recursos científicos disponíveis da melhor maneira possível em favor da medicina, visando aos melhores resultados, sem desprezar seu lado humano, imbuído de solidariedade.

Diante dos novos conhecimentos, importantes sociedades médicas de especialidades, como as Sociedades de Psiquiatria e de Cardiologia, lançaram em suas diretrizes a abordagem da espiritualidade no atendimento médico, tanto no aspecto diagnóstico quanto no terapêutico. Essas novas diretrizes foram muito importantes, pois passam a dar um respaldo científico e ético para que os médicos se sintam mais seguros nessa nova abordagem junto aos seus pacientes, logicamente, respeitando as suas crenças e individualidades. Muito importante lembrar que se entenda espiritualidade não como uma questão religiosa dogmática, mas sim como uma visão transcendental da vida, da ética e da moral.

Contextualizando essa questão da ética na medicina, não se pode deixar de destacar alguns dos mais importantes ensinamentos deixados por ilustres nomes da história. A começar por Hipócrates, considerado o pai da medicina, que trouxe a concepção da beneficência, do exercício da medicina como um sacerdócio, além da abnegação, do olhar humano e da solidariedade que se deve ter para com os enfermos. Que nós, médicos, não nos esqueçamos do juramento hipocrático que fizemos em nossas formaturas, realizados até hoje nas graduações médicas.

No estudo da história do evangelista São Lucas, médico grego, há profundos ensinamentos, de uma magnitude tão grande, que se torna muito difícil resumir em palavras, mas o título da obra *Médico de homens e de almas, a história de São Lucas* fornece uma ideia. Ele já enfatizava a importância da espiritualidade no ato médico, inclusive na cura de muitos enfermos.

O médico brasileiro espiritualista, Bezerra de Menezes, que ficou conhecido como o "médico dos pobres", deixou grandes ensinamentos. Foi um exemplo de médico humanista, tratando o doente, e não apenas a doença. Foi mais além, conseguia enxergar a alma dos pacientes, conciliando a medicina técnico-científica com a visão integral do ser, transcendendo o corpo orgânico. Assim, curou muitas pessoas integralmente, e nos mostrou que se deve ver o paciente como um irmão, com amor e caridade.

Outro grande médico que deixou valiosas lições de como exercer a medicina foi o canadense William Osler, um dos mais importantes médicos do Hospital Johns Hopkins, de que se destacam suas frases eternizadas: "tão importante quanto conhecer a doença que o homem tem, é conhecer o homem que tem a doença... o bom médico trata as doenças, mas o grande médico trata o paciente".

E a saudosa Marlene Nobre, médica espiritualista brasileira, fez importantes alertas sobre a questão dos avanços biotecnológicos e o valor da pessoa humana, base de toda conduta bioética. "A relação médico-paciente mudou", alertou Marlene Nobre, "pois o paciente deixou de ser objeto para tornar-se também sujeito".

Portanto, deve-se considerar que cada ser humano traz a sua história de vida, física e espiritual. É preciso ter esse "olhar além", para compreender melhor o que se passa com o paciente e saber como ele enxerga a vida; assim, se terá um melhor entendimento de como ajudá-lo a enfrentar a moléstia. O médico deve saber o momento e a maneira adequada dessa abordagem da espiritualidade junto ao paciente, respeitando as suas crenças. Para finalizar, a famosa frase citada por tantos mestres da medicina: "curar algumas vezes, aliviar quase sempre, consolar sempre".

Bibliografia consultada

- Abu HO, Ulbricht C, Ding E, Allison JJ, Salmoirago-Blotcher E, Goldberg RJ et al. Association of religiosity and spirituality with quality of life in patients with cardiovascular disease: a systematic review. Qual Life Res. 2018 nov;27(11):2777-97.
- Alvarado CS. Psychic phenomena and mind-body problem: historical notes on a neglected conceptual tradition. Rev Psiq Clin. 2013;40(4):157-61.
- Anderson L, Oldridge N, Thompson DR, Zwisler AD, Rees K, Martin N et al. Exercise-Based Cardiac Rehabilitation for Coronary Heart Disease: Cochrane Systematic Review and Meta-Analysis. J Am Coll Cardiol. 2016;67(1):1-12.
- Bai M, Lazenby M. A systematic review of associations between spiritual well-being and quality of life at the scale and factor levels in studies among patients with cancer. J Palliat Med. 2015 mar;18(3):286-98.

- Baker M, Luce J, Bosslet GT. Integration of Palliative Care Services in the Intensive Care Unit: A Roadmap for Overcoming Barriers. Clin Chest Med. 2015;36(3):441-8.
- Balboni TA, Fitchett G, Handzo GF, Johnson KS, Koenig HG, Pargament KI et al. State of the Science of Spirituality and Palliative Care Research Part II: Screening, Assessment, and Interventions. J Pain Symptom Manage. 2017;54(3):441-53.
- Beauregard M, Schwartz GE, Miller L, Dossey L, Moreira-Almeida A, Schlitz M et al. Manifesto for a post-materialist science. Explore (NY). 2014 sep-oct;10(5):272-4.
- Borneman T, Ferrell B, Puchalski CM. Evaluation of the FICA Tool for Spiritual Assessment. J Pain Symptom Manage. 2010;40(2):163-73.
- Brabant O. More Than meets the eye: toward a post-materialist model of consciousness. Explore (NY). 2016 sep-oct;12(5):347-54.
- Centro de bioética do CREMESP [homepage na internet]. Disponível em: bioética.org.br. Acessado em: 07 jul. 2020.
- Conselho Federal de Medicina. Código de ética médica: resolução CFM n. 2.217, de 27 de setembro de 2018. Modificado pelas resoluções CFM n 2.222/2018 e 2.226/2019. Conselho Federal de Medicina, Brasília: Conselho Federal de Medicina; 2019. 108p.
- Crocker RL, Hurwitz JT, Grizzle AJ, Abraham I, Rehfeld R, Horwitz R et al. Real-World Evidence from the Integrative Medicine Primary Care Trial (IMPACT): assessing patient-reported outcomes at baseline and 12-month follow-up. Evid Based Complement Alternat Med. 2019 jun 26;2019:8595409.
- Daly J, Fahey-McCarthy E, Timmins F. The experience of spirituality from the perspective of people living with dementia: A systematic review and meta-synthesis. Dementia (London). 2019 Feb;18(2):448-70.
- Facure N. A ciência da alma, de Mesmer a Kardec. São Paulo: Fé; 2000. 101p.
- Figueiredo PH. Mesmer, a ciência negada e os textos escondidos. 2. ed. São Paulo: Lachâtre; 2007. 640p.
- Ghanei Gheshlagh R, Sayehmiri K, Ebadi A, Dalvandi A, Dalvand S, Nourozi Tabrizi K. Resilience of patients with chronic physical diseases: a systematic review and meta-analysis. Iran Red Crescent Med J. 2016;18(7):e38562.
- Gonçalves JP, Lucchetti G, Menezes PR, Vallada H. Religious and spiritual interventions in mental health care: a systematic review and meta-analysis of randomized controlled clinical trials. Psychol Med. 2015 oct;45(14):2937-49.
- Gonçalves JP, Lucchetti G, Menezes PR, Vallada H. Complementary religious and spiritual interventions in physical health and quality of life: a systematic review of randomized controlled clinical trials. PLoS One. 2017 oct 19;12(10):e0186539.
- Hemmati R, Bidel Z, Nazarzadeh M, Valadi M, Erami E, Al Zaben F, Koenig HG et al. Religion, spirituality and risk of coronary heart disease: a matched case-control study and meta-analysis. J Relig Health. 2019 aug;58(4):1203-16.
- Hodapp B, Zwingmann. Religiosity/Spirituality and Mental Health: a meta-analysis of studies from the german-speaking area. J Relig Health. 2019 Dec;58(6):1970-98.
- Karam A, Clague J, Marshall K, Olivier J, Series FaH. The view from above: faith and health. Lancet. 2015;386(10005):e22-4.
- Kelley AS, Morrison RS. Palliative Care for the Seriously Ill. N Engl J Med. 2015;373(8):747-55.
- Koenig HG. Espiritualidade no cuidado com o paciente. 2. ed. São Paulo: Fé; 2012. 135p.
- Koenig HG. Religion, spirituality, and health: the research and clinical implications. ISRN Psychiatry. 2012 dec 16;2012:278730.
- Koenig HG, Hooten EG, Lindsay-Calkins E, Meador KG. Spirituality in medical school curricula: findings from a national survey. Int J Psychiatry Med. 2010;40(4):391-8.

- Kruizinga R, Hartog ID, Jacobs M, Daams JG, Scherer-Rath M, Schilderman JB. The effect of spiritual interventions addressing existential themes using a narrative approach on quality of life of cancer patients: a systematic review and meta-analysis. Psychooncology. 2016 mar;25(3):253-65.
- Lucchetti G, Aguiar PR, Braghetta CC, Vallada CP, Moreira-Almida A, Vallada H. Spiritist psychiatric hospitals in Brazil: integration of conventional psychiatric treatment and spiritual complementary therapy. Cult Med Psychiatry. 2012 mar;36(1):124-35.
- Lucchetti G, Granero AL, Bassi RM, Latorraca R, Nacif SAP. Espiritualidade na prática clínica: o que o clínico deve saber? Revista da Sociedade Brasileira de Clínica Médica. 2010;8:154-8.
- Lucchetti G, Lucchetti AG, Badan-Neto AM, Peres PT, Moreira-Almeida A, Gomes C et al. Religiousness affects mental health, pain and quality of life in older people in an outpatient rehabilitation setting. J Rehabil Med. 2011 mar;43(4):316-22.
- Lucchetti G, Lucchetti AL, Bassi RM, Nobre MR. Complementary spiritist therapy: systematic review of scientific evidence. Evid Based Complement Alternat Med. 2011;2011:835945.
- Lucchetti G, Lucchetti AL, Koenig HG. Impact of spirituality/religiosity on mortality: comparison with other health interventions. Explore (NY). 2011;7(4):234-8.
- Lucchetti G, Lucchetti AL, Vallada H. Measuring spirituality and religiosity in clinical research: a systematic review of instruments available in the Portuguese language. Sao Paulo Med J. 2013;131(2):112-22.
- Monod S, Brennan M, Rochat E, Martin E, Rochat S, Büla CJ. Instruments measuring spirituality in clinical research: a systematic review. J Gen Intern Med. 2011;26(11):1345-57.
- Moraes LJ, Miranda MB, Loures LF, Mainieri AG, Mármora CHC. A systematic review of psychoneuroimmunology-based interventions. Psychol Health Med. 2018 Jul;23(6):635-52.
- Moreira-Almeida A, Koenig HG, Lucchetti G. Clinical implications of spirituality to mental health: review of evidence and practical guidelines. Braz J Psychiatry. 2014;36(2):176-82.
- Moreira-Almeida A, Sharma A, van Rensburg BJ, Verhagen PJ, Cook CC. WPA Position Statement on Spirituality and Religion in Psychiatry. World Psychiatry. 2016 feb;15(1):87-8.
- Nobre M. A alma da matéria. São Paulo: Fé; 2005. 130p.
- Ooi SL, Giovino M, Pak SC. Transcendental meditation for lowering blood pressure: an overview of systematic reviews and meta-analyses. Complement Ther Med. 2017;34:26-34.
- Panzini RG, Maganha C, Rocha NS, Bandeira DR, Fleck MP. Brazilian validation of the Quality of Life Instrument/spirituality, religion and personal beliefs. Rev Saude Publica. 2011;45(1):153-65.
- Patel S, Klagholz S, Peterson CT, Weiss L, Chopra D, Mills PJ. Psychosocial Effects of a Holistic Ayurvedic Approach to Well-being in Health and Wellness Courses. Glob Adv Health Med. 2019 apr 29;8:2164956119843814.
- Paulson S, Becker LB, Parnia S, Mayer SA. Reversing death: the miracle of modern medicine. Ann N Y Acad Sci. 2014 nov;1330:4-18.
- Peres MFP, Kamei HH, Tobo PR, Lucchetti G. Mechanisms behind religiosity and spirituality's effect on mental health, quality of life and well-being. J Relig Health. 2018 oct;57(5):1842-55.
- Prada ILS, Iandoli JR D, Lopes SLS. O cérebro triúno a serviço do espírito. São Paulo: AME; 2017. 561p.
- Puchalski CM, Vitillo R, Hull SK, Reller N. Improving the spiritual dimension of whole person care: reaching national and international consensus. J Palliat Med. 2014;17(6):642-56.
- Ribeiro MRC, Carvalho AG, Silva AF, Silva AM, Iandoli Jr, D; Gonçalves LM, Damiano RF. Cartas ao Dr. Bezerra de Menezes. São Paulo: AME; 2017. 384p.

- Roberto GL. Por que exercer uma medicina de homens e de almas? In: Ribeiro MRC, Carvalho AG, Silva AF, Silva AM, Iandoli Jr D; Gonçalves LM, Damiano RF. Cartas ao Dr. Bezerra de Menezes. São Paulo: AME; 2017. p. 32-40.
- Salgado MRC, organizadora. Saúde integral-uma interação entre ciência e espiritualidade. São Paulo: AME; 2017. 480p.
- Schwartz GE. What is the Nature of a Post-Materialist Paradigm? Three Types of Theories. Explore (NY). 2016 mar-apr;12(2):123-7.
- Sociedade Brasileira de Cardiologia (SBC). Grupo de Estudos em Espiritualidade e Medicina Cardiovascular (GEMCA). Diretriz de prevenção. Espiritualidade e Saúde. 2019 maio.
- Steinhauser KE, Fitchett G, Handzo GF, Johnson KS, Koenig HG, Pargament KI et al. State of the Science of Spirituality and Palliative Care Research Part I: Definitions, Measurement, and Outcomes. J Pain Symptom Manage. 2017;54(3):428-40.
- Vander Weele TJ, Balboni TA, Koh HK. Health and Spirituality. JAMA. 2017;318(6):519-20.
- Vermandere M, De Lepeleire J, Smeets L, Hannes K, Van Mechelen W, Warmenhoven F et al. Spirituality in general practice: a qualitative evidence synthesis. Br J Gen Pract. 2011;61(592):e749-60.
- Zimmer Z, Jagger C, Chiu CT, Ofstedal MB, Rojo F, Saito Y. Spirituality, religiosity, aging and health in global perspective: A review. SSM Popul Health. 2016 may 10;2:373-81.

20

História da Espiritualidade no Ensino Médico e Suas Perspectivas

- Rodolfo Furlan Damiano
- Alessandra Lamas Granero Lucchetti
- Giancarlo Lucchetti

Introdução

Seguindo o crescente interesse da ciência mundial e nacional na área de saúde, espiritualidade e religiosidade (E/R), diversas associações nacionais e internacionais incentivam a inclusão da abordagem da espiritualidade no cuidado com o paciente e, sobretudo, no ensino de graduação de áreas relacionadas com a saúde. Entre as entidades que propulsionam essa abordagem, destacam-se a Associação de Escolas Médicas Americanas (AAMC), a Organização Mundial da Saúde (OMS), a Associação Americana de Psicologia (APA), a Associação Internacional de Conhecimentos de Enfermagem (NANDA) e a Associação Mundial de Psiquiatria (WPA).

Indo ao encontro das recomendações desses órgãos representativos, o ensino de graduação em Medicina e áreas da saúde abordando a temática E/R tem crescido em todo o mundo. Esse crescimento tem ocorrido tanto em cursos obrigatórios quanto em eletivos, ou mesmo em ligas acadêmicas de saúde e espiritualidade, distribuídas por todo o território brasileiro. Outra evidência desse crescimento foi o achado de uma recente revisão bibliométrica, que identificou o ensino em E/R como uma das áreas mais pesquisadas no Brasil nos últimos anos, juntamente de áreas como saúde mental e avaliação da E/R. Entretanto, embora muitos professores e diretores acreditem que o ensino da E/R seja importante para a formação do médico e do profissional de saúde, há ainda um receio por parte deles ao considerar a adoção desses protocolos em suas universidades.

Nesse sentido, o objetivo principal deste capítulo é apresentar uma evolução histórica da inclusão da espiritualidade no ensino médico no Brasil e no mundo, levando em consideração as particularidades de cada local, assim como propor estratégias capazes de fomentar a inclusão dessa temática, diminuindo possíveis barreiras e proporcionando terreno fértil para que mais iniciativas docentes e discentes possam germinar.

História da espiritualidade no ensino médico no mundo

Nas últimas décadas, tem havido uma tendência significativa de crescimento na produção acadêmica na área de saúde e espiritualidade. Segundo levantamentos de alguns estudos, esse crescimento se deve majoritariamente à produção científica de países de língua inglesa, como Estados Unidos, Inglaterra e Canadá. Esse mesmo fenômeno ocorre também nas publicações dedicadas ao campo da educação médica, com um predomínio substancial de artigos publicados em língua inglesa.

A Figura 20.1 se propõe a fazer uma linha do tempo do número de escolas médicas norte-americanas que incluíram em seus currículos temáticas voltadas ao ensino da saúde e espiritualidade. Essa divisão não leva em consideração a importante separação entre os cursos optativos e obrigatórios, entretanto garante uma boa percepção geral do que ocorreu nos últimos anos, especialmente nos últimos 30 anos, a partir do primeiro curso instituído pela professora Christina Puchalski na George Washington University (GW Institute for Spirituality and Health) no ano de 1991. Dois anos depois, em 1993, os Estados Unidos contavam com três escolas médicas que incluíam a temática, número que subiu exponencialmente para cerca de 60% das escolas médicas norte-americanas no ano de 2003. Números mais recentes apontam para um crescimento ainda maior, com 75% das faculdades de Medicina abordando a temática de E/R no ano de 2006, e cerca de 90% no ano de 2010.

Da mesma maneira, encontra-se um número substancial em outros países de língua anglo-saxônica, como Reino Unido e Nova Zelândia. Os dados desses países são um pouco menos fidedignos dos que os dos Estados Unidos, entretanto números apontam que pouco mais de 30% das escolas médicas neozelandesas dispõem de algum tipo de ensino voltado à saúde e espiritualidade, enquanto, no Reino Unido, esse número saltou de cerca de 59% das escolas médicas britânicas no ano de 2008 para cerca de 63,4% no ano de 2015, mostrando um incremento muito menos substancial do que o encontrado nos Estados Unidos.

Estados Unidos
1 escola
médica
1991

Estados Unidos
3 escolas
médicas
1993

Estados Unidos
60% das escolas
médicas
2003

Estados Unidos
75% das escolas
médicas
2006

Estados Unidos
90% das escolas
médicas
2010

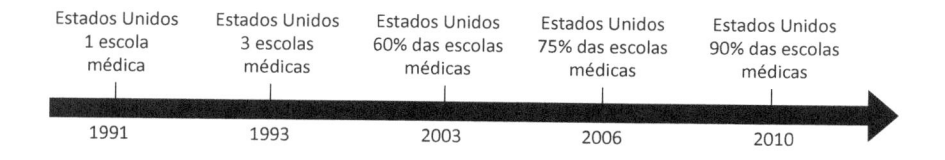

Figura 20.1 – Evolução do número de escolas médicas nos Estados Unidos com curso dedicado ao ensino de espiritualidade e saúde (obrigatório ou optativo) ao longo dos anos.
Fonte: Adaptada pelos autores.

História da espiritualidade no ensino médico no Brasil

Uma revisão recente encontrou 11 estudos prévios, que abordaram a temática da saúde e da espiritualidade no contexto da educação médica brasileira. Os primeiros deles datam de 2011, ambos cartas ao editor, sendo que um apresentou dados interessantes de análise transversal, avaliando a opinião de 53 professores de uma conhecida escola médica brasileira sobre o ensino de E/R na formação médica, na qual 92,3% deles disseram que as escolas médicas não dão o treinamento adequado sobre a temática, apesar de 72% acreditarem que a E/R tem influências na saúde dos pacientes.

Seguindo a mesma tendência na avaliação de docentes das escolas médicas brasileiras, Lucchetti *et al.*, em 2012, entrevistaram 86 diretores de escolas médicas brasileiras (47,7% do total da época de 180 faculdades de Medicina pelo Brasil). O estudo encontrou uma realidade bastante antagônica do Brasil comparado ao resto do mundo, já que apenas 10,4% das escolas médicas referiram ter algum tipo de curso específico dedicado ao estudo da E/R e 40,5% delas disseram existir algum conteúdo dentro de alguma outra disciplina, o que não permite dizer que o conteúdo é, de fato, vinculado de maneira apropriada. Ao serem perguntados sobre a importância de se abordar E/R no currículo, 53,9% dos diretores disseram acreditar ser muito importante a abordagem da E/R no ensino médico e 35,6% ser importante.

Após esse estudo, o mesmo grupo realizou o maior estudo multicêntrico mundial da temática, entrevistando cerca de 3.600 estudantes de Medicina de 12 escolas médicas brasileiras durante os anos de 2010 e 2011. O estudo verificou que a maioria dos estudantes (61,6%) referiu que eles deveriam ser preparados para realizarem a abordagem da E/R e que o conteúdo deveria ser incluído no currículo médico-acadêmico (62,6%). Entretanto, em consonância com os relatos dos diretores, cerca de 80% disseram que nunca ou quase nunca tiveram essas discussões em sala de aula e nunca tinham participado de atividades teóricas e/ou práticas voltadas ao ensino dessa temática.

Tentando preencher essa lacuna no ensino médico brasileiro, estudantes se mobilizam em forma de ligas universitárias, nas quais os próprios discentes se organizam sob a tutela de um professor-orientador e dedicam-se ao estudo da temática. No Brasil, segundo último levantamento publicado, existem cerca de 45 ligas acadêmicas de saúde e espiritualidade, um número que tende a aumentar ainda mais.

Fruto de uma parceria entre a liga acadêmica em saúde e espiritualidade do Mato Grosso do Sul (LIASE-MS) com a Universidade Federal de Juiz de Fora (UFJF), surgiu o primeiro estudo controlado e randomizado avaliando o impacto do treinamento teórico-prático em E/R nos alunos das mais diversas áreas de saúde. O treinamento constituiu-se em 10 horas de treinamento prático (4 horas de treinamento com pacientes simulados e 6 horas de treinamento com pacientes reais hospitalizados) e 14 horas de aulas teóricas, divididas em sete encontros semanais da seguinte forma:

- 1º encontro: conceitos baseados na espiritualidade e saúde – por que incluir a espiritualidade no cuidado com o paciente?
- 2º encontro: pesquisas na área de saúde e espiritualidade.
- 3º encontro: quando e como realizar essa abordagem e o que pode resultar quando lidamos com a espiritualidade e a religiosidade dos pacientes?
- 4º encontro: limites e barreiras da abordagem espiritual e quando a religião pode ser prejudicial?
- 5º encontro: pacientes terminais e espiritualidade: pontos relevantes a serem considerados.
- 6º encontro: habilidades de comunicação em saúde e comunicação de más notícias.
- 7º encontro: lidando com a espiritualidade na prática – método FEPICATA para a obtenção da história espiritual.

O grupo submetido ao treinamento, quando comparado ao grupo-controle, apresentou maiores notas referentes a vários domínios importantes, como maior habilidade em se coletar uma anamnese espiritual, maior conforto e confiança para realizar a abordagem E/R na prática clínica, melhores atitudes perante o tema e maior conhecimento.

Todos esses dados mostram que o Brasil, apesar de ainda institucionalmente carecer de uma entidade que normatize e estimule o ensino da E/R na formação médica, apresenta-se promissor no modelo proposto, no qual os alunos têm maior autonomia e capacidade de elaboração de saídas para quando a própria instituição não lhes fornece uma formação abrangente. Entretanto, novos estudos são necessários para avaliar o crescimento do conhecimento, assim como da implementação dos cursos em E/R nas mais diversas instituições públicas e privadas pelo Brasil.

Perspectivas do ensino médico em saúde e espiritualidade no brasil

Observando o crescimento das pesquisas em saúde, espiritualidade e religiosidade ao longo dos últimos anos no mundo, e o consequente crescimento no Brasil a partir do ano de 2013, há de se esperar que o crescimento da inserção da E/R na educação médica brasileira ainda ocorra ao longo dos próximos anos. Há claramente uma perspectiva de avanço similar à encontrada nos Estados Unidos, e novos estudos são necessários para avaliar essa tendência ao longo dos últimos anos.

Além disso, ao ser implementado um curso de formação obrigatório e/ou complementar sobre o tema, deve se basear em experiências e diretrizes internacionais, assim como o proposto pela Associação de Escolas Médicas Americanas (AAMC) no ano de 1999. Segundo a entidade regulamentadora dos cursos médicos dos Estados Unidos, todos os graduandos em Medicina desse país devem finalizar a universidade tendo uma formação básica em:

- Habilidade de realizar uma anamnese espiritual.
- Entender que a dimensão espiritual do indivíduo é um caminho para o cuidado compassivo.
- Habilidade de aplicar as crenças espirituais no contexto clínico apropriado.
- Conhecimento das pesquisas em saúde e espiritualidade.
- Conhecimento e respeito aos clérigos e outros líderes espirituais e o reconhecimento de como se referir a eles quando necessário.
- Entendimento de sua própria espiritualidade e como ela pode ser nutrida como parte de seu crescimento espiritual, promoção de seu bem-estar e como base do seu chamado (*calling*) como médico.

A partir de tais diretrizes propostas pela AAMC, Puchalski *et al.* (2014) organizaram as competências necessárias que os estudantes de Medicina devem obter para se formarem médicos com a competência necessária para o cuidado religioso-espiritual. Essas competências são organizadas em seis grupos:

- 1ª competência – Sistemas de Saúde: compreender os diferentes sistemas de saúde, dando ênfase ao da sua região, buscando entender os recursos religiosos-espirituais disponíveis e as potenciais limitações para suas aplicações em seu sistema de saúde, gerando criticidade e buscando criar formas alternativas para lidar com o problema.
- 2ª competência – Conhecimento: conhecer os fundamentos básicos das pesquisas em saúde, espiritualidade e religiosidade, assim como as principais tradições religiosas e como elas impactam no cuidado ao paciente.
- 3ª competência – Cuidado com o paciente: integrar o conhecimento teórico na prática, aprendendo a obter uma anamnese religiosa-espiritual, assim como

aplicá-la na prática com seus desafios e as particularidades de cada indivíduo. Aqui deve-se lançar mão de técnicas de atendimento prático real ou simulado.

- 4ª competência – Presença compassiva: essa competência envolve mais do que apenas a parte teórico-prática requisitada pelas demais, mas também uma reflexão mais ampla da importância da empatia e da experiência do outro na vivência de sua doença. Para despertar essa presença compassiva, deve-se lembrar das artes, como filmes, músicas ou leituras inspiradoras, como textos clássicos ou poesias.
- 5ª competência – Desenvolvimento pessoal e profissional: identificar o *calling* (ou chamado), que nada mais é do que a motivação inicial para o ingresso na profissão médica, e como a espiritualidade influenciou nessa escolha e como ela é capaz de moldar a vida profissional até os dias atuais. Aqui o importante é olhar para dentro de si, sabendo identificar os valores, crenças e forças espirituais que nos sustentam na caminhada de nossa profissão.
- 6ª competência – Comunicação: desenvolver a habilidade da comunicação não verbal, assim como da escuta compassiva, enfatizando a importância do silêncio na prática clínica. Talvez aqui deva-se lançar mão de técnicas meditativas.

Conclusão

A necessidade do ensino em saúde, espiritualidade e religiosidade se torna cada dia mais evidente. Diversas são as razões para isso, entre elas o aumento da religiosidade organizada em alguns lugares do mundo e o aumento dos que se dizem espiritualistas, mas não religiosos, o desejo crescente dos estudantes em entrarem em contato com esse campo de conhecimento, além das necessidades econômicas, pois evidenciaram os impactos que a abordagem E/R traz para a economia de alguns hospitais. Entretanto, é ímpar ter consciência que, quando se trata dessa área, deve-se ter muita cautela e evitar a imposição de valores, quando são abordados aspectos tão subjetivos da humanidade, como o entendimento do que é sagrado e espiritual.

Bibliografia consultada

- Association AP. Society for the psychology of religion and spirituality – division 36 United States 2019. Disponível em: https://www.apadivisions.org/division-36. Acesso em: 10 abr. 2021.
- Moreira-Almeida A, Sharma A, van Rensburg BJ, Verhagen PJ, Cook CC. WPA Position Statement on Spirituality and Religion in Psychiatry. World Psychiatry. 2016 Feb;15(1):87-8.
- Banin LB, Suzart NB, Banin VB, Guimaraes FG, Mariotti LL, Lucchetti G. Spirituality: do teachers and students hold the same opinion? The Clinical Teacher. 2013;10(1):3-8.
- Culatto A, Summerton CB. Spirituality and health education: A National Survey of Academic Leaders UK. Journal of Religion and Health. 2015;54(6):2269-75.
- Damiano RF, Costa LA, Viana MTSA, Moreira-Almeida A, Lucchetti ALG, Lucchetti G. Brazilian scientific articles on spirituality, religion and health. Archives of Clinical Psychiatry. 2016;43(1):11-6.

- Damiano RF, Lucchetti ALG, Lucchetti G. Ensino de "saúde e espiritualidade" na graduação em medicina e outros cursos da área de saúde. HU Revista. 2020;44(4).
- Ghosh AK. The role of religion/spirituality in the medical curriculum. Minnesota Medicine. 2003; 86(2):5.
- Group WS. A cross-cultural study of spirituality, religion, and personal beliefs as components of quality of life. Social Science & Medicine (1982). 2006;62(6):1486-97.
- Internacional N. Diagnósticos de enfermagem da NANDA-I: definições e classificação 2018-2020. 11. ed. Porto Alegre: Artmed; 2018.
- Koenig HG, Hooten EG, Lindsay-Calkins E, Meador KG. Spirituality in medical school curricula: findings from a national survey. International Journal of Psychiatry in Medicine. 2010;40(4):391-8.
- Koenig HG. Espiritualidade no cuidado com o paciente: por que, como, quando e o quê. 3. ed. São Paulo: Fé; 2018.
- Koenig HG. Espiritualidade no cuidado com o paciente. 3. ed. São Paulo: Fé; 2013.
- Lambie D, Egan R, Walker S, MacLeod R. How spirituality is understood and taught in New Zealand medical schools. Palliative & Supportive Care. 2015;13(1):53-8.
- Lucchetti G, de Oliveira LR, Granero Lucchetti AL, Leite JR. Spirituality in medical education: new initiatives in Brazil. The Clinical Teacher. 2011;8(3):213.
- Lucchetti G, de Oliveira LR, Koenig HG, Leite JR, Lucchetti AL. Medical students, spirituality and religiosity--results from the multicenter study SBRAME. BMC Med Educ. 2013;13:162.
- Lucchetti G, Lucchetti AL, Espinha DC, de Oliveira LR, Leite JR, Koenig HG. Spirituality and health in the curricula of medical schools in Brazil. BMC Med Educ. 2012;12:78.
- Lucchetti G, Lucchetti AL, Puchalski CM. Spirituality in medical education: global reality? Journal of Religion and Health. 2012;51(1):3-19.
- Lucchetti G, Lucchetti AL. Spirituality, religion, and health: over the last 15 years of field research (1999-2013). International Journal of Psychiatry in Medicine. 2014;48(3):199-215.
- Mariotti LG, Lucchetti G, Dantas MF, Banin VB, Fumelli F, Padula NA. Spirituality and medicine: views and opinions of teachers in a Brazilian medical school. Medical Teacher. 2011;33(4):339-40.
- McGovern TF, McMahon T, Nelson J, Bundoc-Baronia R, Giles C, Schmidt V. A descriptive study of a spirituality curriculum for general psychiatry residents. Academic psychiatry: the journal of the American Association of Directors of Psychiatric Residency Training and the Association for Academic Psychiatry. 2017;41(4):471-6.
- Neely D, Minford EJ. Current status of teaching on spirituality in UK medical schools. Medical Education. 2008;42(2):176-82.
- Osório IHS, Gonçalves LM, Pozzobon PM, Gaspar Júnior JJ, Miranda FM, Lucchetti ALG et al. Effect of an educational intervention in "spirituality and health" on knowledge, attitudes, and skills of students in health-related areas: A controlled randomized trial. Medical Teacher. 2017;39(10):1057-64.
- Pettus MC. Implementing a medicine-spirituality curriculum in a community-based internal medicine residency program. Academic medicine: journal of the Association of American Medical Colleges. 2002;77(7):745.
- Puchalski CM, Blatt B, Kogan M, Butler A. Spirituality and health: the development of a field. Academic Medicine. Journal of the Association of American Medical Colleges. 2014;89(1):10-6.
- Puchalski CM, Larson DB. Developing curricula in spirituality and medicine. Academic Medicine. Journal of the Association of American Medical Colleges. 1998;73(9):970-4.
- Puchalski CM. A time for listening and caring: spirituality and the care of the chronically Ill and dying. Oxford: Oxford University Press; 2006.
- Puchalski CM. Spirituality and medicine: curricula in medical education. J Cancer Educ. 2006;21(1):14-8.

21

A Medicina Espiritual do Futuro

■ Paulo Cesar Fructuoso

Historicamente, a Medicina poderia ser dividida em três grandes fases ou estágios evolutivos.

O primeiro estágio era exercido por xamãs e místicos, que por milhares de anos vasculharam o reino vegetal à procura de ervas que pudessem afugentar os "espíritos temidos", por vezes deparando-se com remédios valiosos que são utilizados até a atualidade. Alguns dos medicamentos de uso comum tiveram origem durante esse estágio primitivo, porém importante na evolução das civilizações. Mas, para cada erva que, por tentativa e erro, se mostrava efetiva contra certos males, havia inúmeras outras que não davam qualquer resultado, algumas chegando mesmo a prejudicar os pacientes.

O segundo estágio, já com os procedimentos cirúrgicos em rápida ascensão graças à descoberta da anestesia, começou após a Segunda Guerra Mundial, com a distribuição em massa das vacinas e dos antibióticos. Graças ao trabalho pioneiro de Alexander Fleming, muitas doenças causadas por microrganismos foram derrotadas, ainda que algumas temporariamente. Os médicos de então viram seu *status* de profissionais da saúde ser elevado, e assim sua respeitabilidade, pois os antibióticos e as vacinas de fato permitiram curar e prevenir doenças para as quais no passado só podiam fornecer tratamento paliativo e em grande parte ineficaz.

O terceiro e último, já na época atual, registra o ingresso na "medicina tecnológica" e na "medicina molecular", o mais empolgante e profundo de todos até então. Sofisticados equipamentos, como a tomografia computadorizada, a ressonância magnética e a tomografia por emissão de fóton único, são capazes de auxiliar no diagnóstico de uma enormidade de patologias. Tecnologias avançadas permitem que microcâmeras vasculhem, através de mínimas incisões, todo o interior do corpo humano. Com o auxílio de delicados instrumentos, os cirurgiões são capazes de realizar atos assombrosos na extração de tumores, coágulos e correção de defeitos orgânicos. Pela primeira vez na história, cada nível de uma enfermidade, proteína por proteína, molécula por molécula e até mesmo átomo por átomo, está sendo revelado. Com a estratégia de defesa utilizada por cada agente patológico desvendada, os cientistas modernos leem avidamente, como um general, o mapa genômico de cada inimigo, identificando os pontos fracos de sua armadura molecular contra os quais são lançadas então as baterias medicamentosas, também moleculares, com eficácia cada vez maior. Estima-se que, a partir de 2020, uma enciclopédia de genes ligados ao câncer seja também identificada e, assim, classes inteiras de tumores malignos se tornarão curáveis. Algumas correntes científicas depositam tamanha confiança na evolução dos conhecimentos genéticos e biomoleculares que chegam a afirmar que em duas décadas a utilização da quimioterapia, da radioterapia e mesmo da cirurgia será ultrapassada pelas novas modalidades de terapia genética.

Todo esse progresso se deve ao trabalho incansável de pesquisadores do fenômeno da vida, que se dedicaram inteiramente ao estudo cada vez mais aprofundado das células, revelando tanto em linhas gerais quanto em detalhes mais profundos como elas crescem, se diferenciam, se organizam em tecidos, se dividem, multiplicam-se e transmitem suas características à sua descendência.

Essa revolução, que começou na metade do século XX com a descoberta da dupla hélice do DNA por Watson e Crick, continua até hoje e os conhecimentos trazidos pela Biologia Molecular, que se desenvolveram em seguida, acabaram por promover soluções para o problema mais profundo da Biologia, como a constituição genética de uma célula, de todo um organismo, a determinação da sua forma e função; e como tal mecanismo incrivelmente preciso sofre desarranjos que, ocorrendo em uma única célula entre trilhões de outras, podem levar à morte. Sem essa base molecular, a moderna pesquisa das doenças, assim como outras disciplinas biológicas, teria permanecido uma ciência descritiva limitada a catalogar diversos fenômenos biológicos, sem saber explicar a mecânica de como ocorrem.

Atualmente, a compreensão de como as enfermidades se originam está sendo continuamente melhorada por descobertas em diversos campos de pesquisa, a maioria das quais realizada na vertente da Biologia Molecular e da Genética.

O quarto estágio da Medicina

O quarto estágio da Medicina ultrapassará tudo até então revelado e imaginado pela Ciência Médica, descortinando finalmente o fantástico componente imortal, energético e transmissor da vida aos nossos corpos transitórios e materiais.

A tecnologia médica, como as demais, acha-se em franca ascensão na localização, por exemplo, de tumores mínimos e ocultos, utilizando já a antimatéria em sofisticados equipamentos como a tomografia por emissão de pósitrons (PET-scan), elétrons com carga positiva. Em um futuro não muito distante, a sensibilidade das sutis emanações fluídicas do espírito serão percebidas pelos sensores dos aparelhos que virão, descortinando um novo universo aos que dedicam suas vidas à saúde do semelhante.

Nesse porvir, os médicos terão desenvolvido em seus genomas as características sensitivas e mediúnicas, principalmente relacionadas com a glândula pineal, que os permitirá detectar por si mesmos ou com a ajuda dos esculápios de outros universos paralelos ao nosso as verdadeiras origens de muitas doenças que acometem o ser humano. Estamos hoje em numerosos casos a tratar os efeitos, desconhecedores das causas alocadas na alma pelo comportamento voluntariamente equivocado, causador do sofrimento ao próximo e à natureza do planeta que habitamos.

Que sentidos ultraevoluídos serão esses? Possivelmente despertados pela evolução natural da espécie humana, ou acelerados, sob princípios éticos e morais, pela engenharia genética. A visão por transparência, a visão micro e ultramicroscópica, a captação telepática das orientações diagnósticas e terapêuticas por médicos espirituais. A manipulação inteligente das poderosas energias naturais, materiais e espirituais, existentes em cada ser humano; hoje ainda em estado latente, as quais não temos no momento, inteligência, composição genética, nem autocontrole para acessarmos.

São esses apenas alguns dos aspectos da Medicina Espiritual a ser exercida por poderosos sensitivos voltados para a saúde humana que, apresentando em seu DNA a genética da mediunidade, terão suas faculdades desenvolvidas por profundos estudiosos do assunto, que serão os professores das escolas médicas do porvir.

Fenômenos de ectoplasmia

Para que se aceite que muitas doenças que acometem o ser humano não tenham sua origem no corpo físico, é necessário acreditar, sem qualquer sombra de dúvida, que temos outro corpo extrafísico, sutil, sede da vida e transmissor da energia vital ao casulo material humano.

Porém, como levar essa certeza, principalmente, àqueles pertencentes à classe médica, assoberbados pelos compromissos profissionais de estudo e trabalho exaustivo para o sustento próprio e da família, com pouco tempo para se voltar às coisas do espírito? Seguindo esse raciocínio, o que teria então levado um médico-cirurgião, pertencente a essa classe, a ter a audácia de confessar sua certeza absoluta na existência desse veículo sutil, imperceptível aos nossos pobres cinco sentidos, preexistente ao nascimento e sobrevivente à morte? Em nenhum dos corpos dos pacientes por mim explorados, nem por qualquer outro cirurgião da Terra, a alma foi encontrada. Então, onde o autor deste capítulo teria adquirido as convicções inabaláveis e a conscientização plena da responsabilidade colocada sobre seus ombros na atual existência, de compartilhar essas revelações com todos que possam ser alcançados e se mostrem interessados pelo assunto? A resposta está nas ocorrências incomuns de teletransporte e materialização de espíritos por mim presenciadas e estudadas, tidas no passado como "sobrenaturais" e "milagres".

Esses fenômenos exigem a manipulação calculada de tremendas quantidades de energias físicas e extrafísicas, por inteligências avançadas habitantes de outros mundos, que comandam a impregnação do corpo espiritual de entidades desencarnadas, por um fluido derivado do "fluido cósmico universal", a matéria primordial do multiverso.

Vários nomes da ciência pesquisaram os mesmos fenômenos e concluíram por sua veracidade. Um desses renomados vultos foi Charles Richet, descobridor da resposta anafilática humana e prêmio Nobel de Medicina, que denominou, em 1894, essa energia exalada por médiuns ditos de efeitos físicos, quando em profundo transe, de "ectoplasma"; um fluido presente em todo e qualquer ser vivo animal ou vegetal.

Convido ao leitor que me acompanhe em quatro reflexões. E se um médico estivesse presente em uma dessas raríssimas sessões de ectoplasmia? E se outro médico se teletransportasse e se materializasse pela energia ectoplasmática de um médium de efeitos físicos, no mesmo recinto? E se fossem possíveis diálogos entre esses dois médicos? E se tais diálogos se prolongassem por 40 anos? Pois foi exatamente o que aconteceu comigo. Foram-me então mostrados lampejos, clarões no horizonte acerca do que aguarda o médico e a "medicina espiritual do futuro", quando nossa ação não se restringirá somente ao veículo carnal dos nossos pacientes, mas ultrapassará as fronteiras da matéria, através até mesmo de cirurgias hiperfísicas com extrações de tumores, placas de ateroma em artérias cardíacas, corpos estranhos, parasitas, coágulos e muito mais.

Em um desses encontros inesquecíveis, fui testemunha, ao lado de outros quatro colegas, da remoção em questão de minutos de uma válvula mitral insuficiente, com a substituição simultânea da peça anatômica defeituosa por uma prótese de ectoplasma. Tudo sem a utilização de qualquer instrumento metálico e com um cirurgião não materializado, mas encarnado em um médium, um fenômeno no qual o espírito se apossa completamente do veículo físico do sensitivo. Nesse evento, a válvula em questão foi tracionada de dentro do tórax do paciente, também médico e meu professor. Tudo presenciado por mim.

Tamanhas foram as evidências ao longo de 40 anos que me vi na obrigação de colocar meu testemunho em livros, nos quais traço os mínimos detalhes de tudo por mim presenciado, principalmente no livro intitulado *A Face Oculta da Medicina*.

Observemos que esses médicos espirituais já passaram pela Terra ocupando veículos físicos semelhantes aos nossos, e necessários à interação com este mundo, mas, mesmo após terem passado pelo fenômeno natural da morte, continuam vivos em outros universos, aprendendo e trabalhando muito mais do que nós, e, o mais importante, continuam acompanhando o nosso trabalho, nos intuindo e cuidando do componente extrafísico dos nossos pacientes enquanto cuidamos de seus veículos orgânicos materiais.

Nenhum médico da Terra que honre sua profissão jamais estará sozinho. Nem os que nisso não acreditam.

Tudo é energia

Há muito ficou comprovado que estamos rodeados por múltiplos campos de força naturais, em sua maioria ainda imponderáveis à nossa tecnologia, mas capazes de afetar o poder psíquico de um médium. O pensamento é um gerador de energia, e tanto isso é verdade que a telecinesia já foi comprovada pela ciência sem que seja possível, ainda, compreender como funcionam esses campos de força mental. Porém, o fato de não entendermos seu funcionamento não contraria as leis naturais. Do mesmo modo, ainda não conseguimos entender exatamente por que os elétrons negativos orbitando dentro dos átomos não são simplesmente sugados pelas cargas positivas dos prótons; assim como não compreendemos de fato como funciona um ímã. Até onde sabemos, parece funcionar por "magia", e por isso deram ao fenômeno o nome de "magnetismo". Também não sabemos por que toda vez que uma corrente elétrica passa por um fio metálico gera, em torno do filamento, um campo magnético. A ciência atual, como na época de Newton, estende-se à nossa frente como um imenso oceano, pelo qual ainda não navegamos o suficiente para longe da costa da ignorância. O estudo da alma humana não foge a esse raciocínio. Descobrimos que alguns mecanismos de movimento da matéria provêm de energias do subconsciente, mas não sabemos o que é a "consciência", nem o "pensamento" ou a "memória". Em Biologia, nem sequer sabemos o que é a vida.

A energia mental, aliada aos sentidos mediúnicos e ao conhecimento científico das doenças até o nível molecular adquirido pelo estudo, será a principal ferramenta dos médicos do futuro e certamente estaremos entre eles, porque somos todos imortais.

Bibliografia consultada

- Fructuoso PC. A Face Oculta da Medicina. Rio de Janeiro: Lar de Frei Luiz; 2014.
- Kaku M. Visões do Futuro. Como a ciência revolucionará o século XXI. Rio de Janeiro: Rocco; 1997.
- Wayson JD. ADN. O segredo da vida. São Paulo: Companhia das Letras; 2003.
- Wikipedia [internet]. Ectoplasma. Disponível em: https://pt.wikipedia.org/wiki/Ectoplasma. Acesso em: 08 de abril de 2020.